「朝からダルい」は糖質が原因だった！

溝口 徹

青春新書
INTELLIGENCE

はじめに

「しっかり寝たはずなのに、疲れが残っている」

「朝から体が重くてダルい」

このような**朝からダルさを感じている人を、私は「朝ダル」さんと呼んでいます。**

「朝ダル」さんは意外に多く、私のクリニックを訪れる患者さんの悩みで一番多いのも、疲れやダルさなのです。

そんな「朝ダル」さんたちに、私は必ずこのように質問します。

「あなたはどんなものを食べてきましたか？」

「朝ダル」の原因は、十分休息がとれていないせいだと思っている人は、皆一様に驚きます。たしかに、忙しい人のなかには、睡眠を含めて休息の時間が足りていない人は少なくありません。しかしそれ以上に、疲れやダルさに大きな影響を与えているのが、「食べ物＝栄養」なのです。

私は、食事や栄養摂取の見直しでさまざまな病気の治療を行う「オーソモレキュラー栄養療法」を取り入れていますが、「朝ダル」を訴える人には共通する食傾向があることがわかってきました。

それが**「糖質のとりすぎ」**です。

糖質は、ごはんやパン、パスタ、うどんといった主食のほか、お菓子やジュースなどの甘いものに多く含まれています。「糖質制限ダイエット」が広まり、糖質が肥満に関係することはよく知られるようになりました。それだけではありません。糖質のとりすぎは血糖値を大きく乱し、それがさまざまな不調を引き起こすのです。

その1つが**「夜間低血糖」**です。睡眠中である夜間に血糖値が大きく下がった際、体は自律神経を働かせて血糖値を調整しようとします。このときの自律神経の乱れこそが、疲労の正体です。

そう、「朝ダル」とは、**睡眠によって疲れがとれていないのではなく、眠っている間に疲れを引き起こす「夜間低血糖」が起きている**ことが原因なのです。

うつや起立性調節障害と診断されている人のなかにも、この「夜間低血糖」が起きている人は相当数いるのではないかと私は考えています。

この本では、糖質が「朝ダル」とどのように関係しているかを説明したうえで、夜間低血糖を起こさない食べ方のコツをご紹介していきます。

食べ物を変えれば、朝はスッキリ目覚め、午前中から絶好調で仕事や家事、勉強などに取り組めるようになるでしょう。

忙しい毎日を過ごしている人が、より充実した毎日を過ごすために、本書をお役に立てていただければ嬉しく思います。

「朝からダルい」は糖質が原因だった！《目次》

1章　寝ているはずなのに、朝からダルいのはなぜ？

――寝てもとれない「疲れ」の正体

2章

「朝ダル」の背景にあった「夜間低血糖」
——老化も病気も血糖値の乱れからはじまる

3章

「糖質の関所」肝臓と疲れの関係
――エネルギー源としての糖の仕組み

4章 栄養を味方につけて「朝ダル」を防ぐ！

――睡眠の質を高める最新栄養医学

5章

脳と体を芯から回復させる食べ方
——夜間低血糖を防ぐ毎日の習慣

編集協力――吉川圭美
本文デザイン――青木佐和子

1章

寝ているはずなのに、朝からダルいのはなぜ？

――寝てもとれない「疲れ」の正体

寝ても疲れがとれない「朝ダル」さんたち

朝、大音量のアラームに叩き起こされて無理やり目を覚ますも、ぐずぐずと起き上がれず、体を起こした途端にどっと疲れが押し寄せ、思わずため息がもれる――。

本書を手にとってくださった皆さんは、このような朝のダルさ＝「朝ダル」に日々悩んでいるのではないでしょうか。

「はじめに」でも述べたように、私のクリニックを訪れる患者さんの訴えのなかでも最も多いのは、疲れやダルさです。「朝、起き上がることができない」「学校に行けない」など、多くの人が起床時から疲れを感じています。

栄養という視点から治療を行うという、独自のコンセプトを持つ私のクリニックの患者さんには、疲れやダルさに悩み、すでにほかの医療機関を転々としている人も少なくありません。疲れはとても主観的なものであり、検査によって客観的に捉えるのが難しいことからも、状況をますます困ったことにしています。

そのせいでしょうか。同じ「疲れ」を訴えているにもかかわらず、年代によって違う診断名がつけられることも珍しくありません。

例えば「朝から疲れて起き上がれない」という訴えに対し、10代で学校に行くことができないなら「起立性調節障害」、20代以降なら「慢性疲労症候群」、同時に睡眠の悩みを強く訴えていたら「睡眠障害」と診断名がつけられるのが現状です。自律神経の乱れを指摘されたり、時には病名がつけられないこともあります。疲れを主訴に病院を訪れても、通常の検査方法では異常を認めないことから、医師によってはまったく違う診立《みた》てになることも珍しくありません。

寝ても疲れがとれない、ダルいけれどもはっきりした原因がわからない――このような悩みを抱えている人はたくさんいます。

メディアで流れてくる情報も、疲れに関するトピックのなんと多いことか。テレビをつければ、疲労回復や睡眠の質向上を謳《うた》うサプリメントや枕、ベッドなどのCMや通販番組を頻繁《ひんぱん》に目にします。世の中全体の「朝ダル」さんの多さを、改めて感じずにはいられません。

朝は本来、脳や体を休め、1日のうちで一番元気であるはずの時間です。それなのになぜ、ダルい、眠い、疲れているといった悩みを抱える人がこんなに多いのでしょうか。

疲れがとれないのは睡眠時間が短いせい？

まず思い浮かぶのが、

「朝から疲れているということは、そもそも睡眠時間が足りないのでは？」

という疑問です。では、日本人の睡眠時間はどれくらいなのでしょうか。

厚生労働省が行った令和5年の健康実態調査で睡眠時間を見てみると、

・6時間以上～7時間未満：男性34・6％、女性33・6％
・7時間以上～8時間未満：男性22・1％、女性15・8％

一般的に理想とされる睡眠時間は6～8時間ですから、半数程度の人は十分な睡眠時間を確保できていることがわかります。もちろん、なかには睡眠時間が短い人もいて、1日の平均睡眠時間が6時間未満の人は、男性が27・4％、女性が36・2％となっていました。

日本人の睡眠時間は、世界的に見ても短いという指摘もあります。

OECD（経済協力開発機構）の調査（2021年版）では、日本人の平均睡眠時間は

《図表1》日本人の睡眠時間

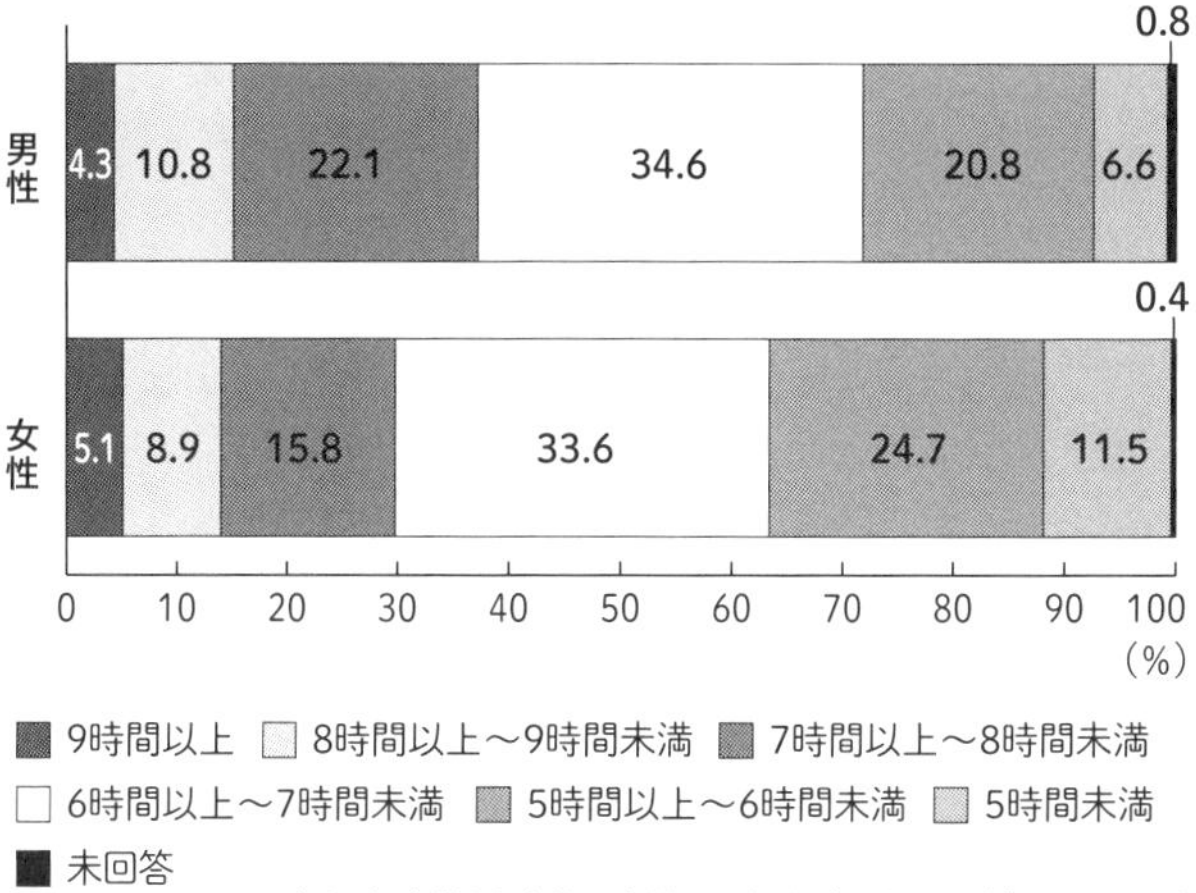

令和5年度「健康実態調査結果の報告」（厚生労働省）をもとに作成

7時間22分となっており、これは先進33カ国のなかで最下位でした。

近年、慢性的な睡眠不足が借金のようにたまっていく**「睡眠負債」**が注目されています。日中に激しい眠気があったり、休日になると平日より2時間以上多く寝てしまうようであれば、睡眠負債を疑ったほうがいいとする専門家もいます。

睡眠時間が極端に短い場合、生活習慣病やうつ、認知症などの発症リスクが高まることも明らかになっています。きちんと睡眠時間を確保することは、健康のためにも非常に重要です。

ただし、睡眠時間を確保できていても、その質がよくなければいい睡眠とはいえません。

《図表2》睡眠時間のとれている度合い

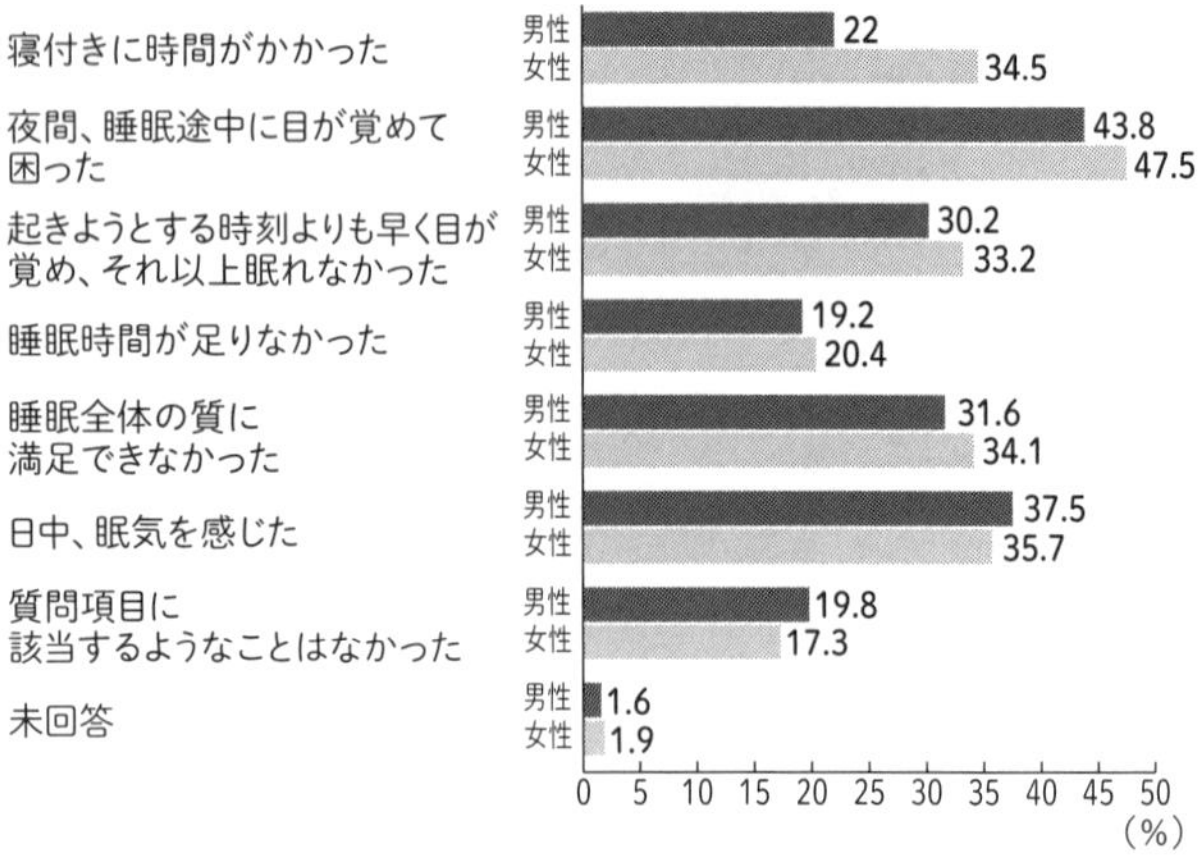

令和5年度「健康実態調査結果の報告」(厚生労働省)をもとに作成

先ほどの調査では、睡眠時間だけでなく、睡眠の質や状態についても調べており、「夜間、睡眠途中に目が覚めて困った」と答えた人が、男性で43・8％、女性で47・5％と、最も多くなっていました。また、「睡眠全体の質に満足できなかった」と答えた人は、男性で31・6％、女性で34・1％となっていました。

このような結果を見ると、ある程度、睡眠時間を確保できている人のなかにも、満足のいく睡眠がとれていない、朝起きてもまだ疲れが残っている人がいるのではないかと考えられます。

「朝ダル」のカギを握る「睡眠休養感」

今は「朝ダル」に悩んでいる人も、過去には「よく寝た！」と朝スッキリ起きられた感覚を覚えたことがあるでしょう。

睡眠で休養がとれるこの感覚のことを**「睡眠休養感」**といいます。先ほど紹介した健康実態調査で「夜間、睡眠途中に目が覚めて困った」「睡眠全体の質に満足できなかった」と答えている人は、まさにこの睡眠休養感が不足しているといえます。

睡眠休養感は主観的な指標ではありますが、健康にも大きく関わっていることがわかってきました。

働き盛り世代（40～64歳）と高齢世代（65歳以上）の2つのグループに分け、睡眠休養感と睡眠時間、床上時間（寝床に入っている時間）を調べたところ、働き盛り世代では、睡眠時間が短く睡眠休養感が低いほど、死亡リスクが高くなっていたのです。

一方で、高齢世代では、睡眠時間と死亡リスクの関連は見られませんでした。ただし、床上時間が長く睡眠休養感がない場合は、死亡リスクが高まることがわかりました（2022年、国立精神・神経医療研究センターと日本大学、埼玉県立大学の共同研究）。

この結果からわかることは、「朝からダルい」「疲れがとれていない」というのは、単なる気分の問題ではなく、将来的な健康にも関わっているということです。特に働き盛り世代の場合は、睡眠時間だけでなく、睡眠休養感も高めていくことが重要です。

睡眠時間の長短と疲れの関係

朝から疲れている人は、どれくらいいるのでしょうか。

一般社団法人ストレスオフ・アライアンスが、全国の男女14万人に対して行った大規模インターネット調査「ココロの体力測定」をもとにまとめた「ストレスオフ白書2018−2019」を見てみましょう。

まず、年代別の平均睡眠時間（平日）が6時間以上の人は、

・20代：男性53・6％、女性64・3％
・30代：男性53・3％、女性63・0％

・40代：男性48・8％、女性55・5％
・50代：男性51・7％、女性53・9％
となっています。

そして、「朝から疲れている」という設問に対しては、
・20代：男性44・7％、女性52・4％
・30代：男性40・3％、女性47・7％
・40代：男性36・5％、女性41・1％
・50代：男性27・5％、女性30・1％
となっており、20代～30代の若者に、朝から疲れている「朝ダル」さんが多いことがわかります。

特に気になるのが、20代と30代の女性です。睡眠時間が6時間未満の人は、20代女性で35・7％、30代女性で37・0％ですが、朝から疲れている人の割合は、20代女性で52・4％、30代女性で47・7％とそれを上回っています。つまり、十分な睡眠時間が確保できているにもかかわらず、朝から疲れている人がいるということです。

一方で、睡眠時間が6時間未満の人でも、朝から疲れを感じていない人もいます。

《図表3》平均睡眠時間（平日）と「朝ダル」の割合

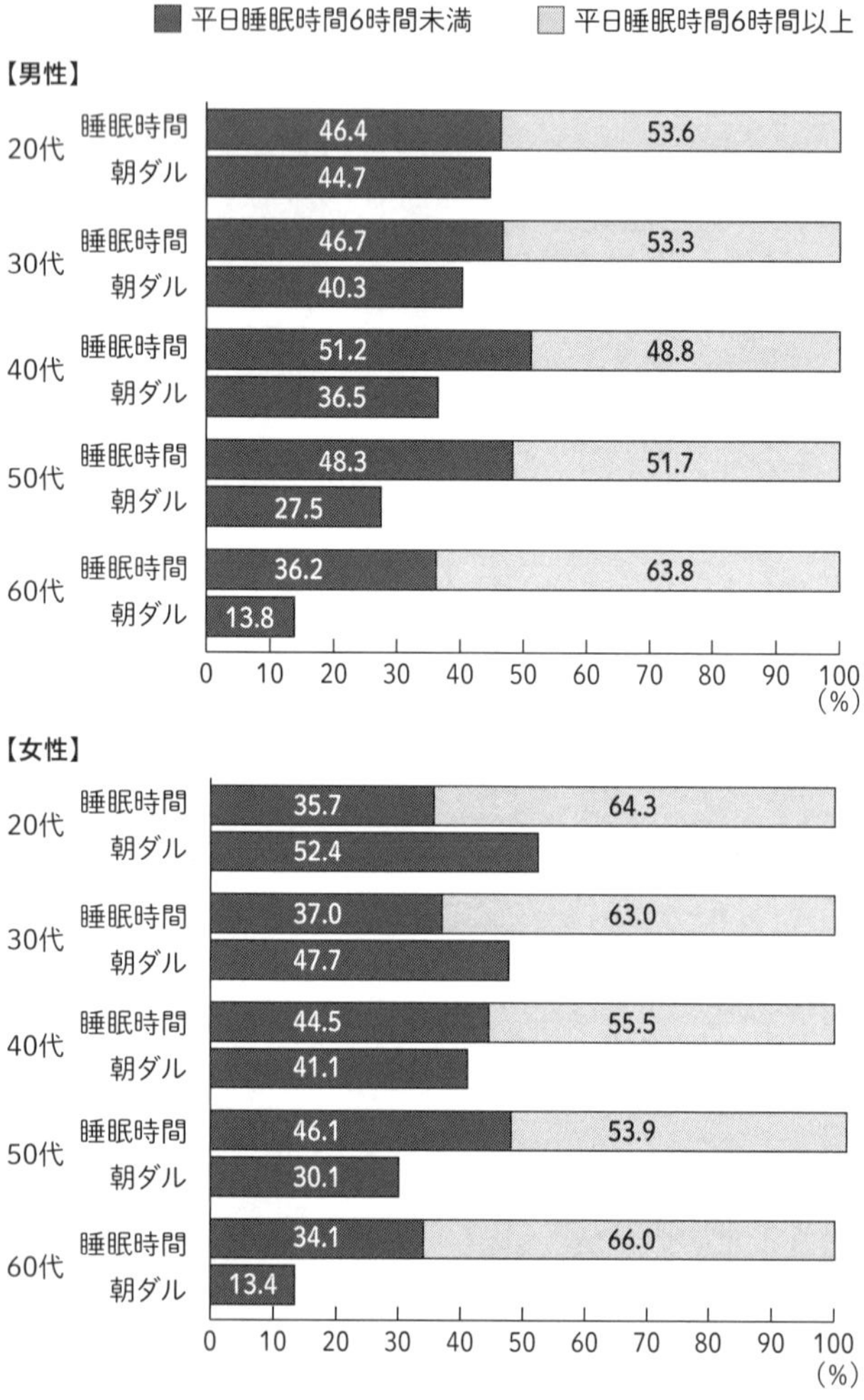

「ストレスオフ白書2018-2019」
（一般社団法人ストレスオフ・アライアンス協会）をもとに作成

その差はいったいどこにあるのでしょうか。

諸悪の根源は「ブルーライト」!?

「ストレスオフ白書2018-2019」では、生活習慣について尋ねている設問もあります。

その1つ、「ベッドに入る直前までパソコンやスマホの操作」については、20～50代の半数以上が、男女とも「ある」と回答しています。特に20～30代の男性の6割以上、20代女性の8割以上が当てはまります。

パソコンやスマートフォンから発せられるブルーライトという青色光が睡眠の質に影響を与えているという話は、多くの人が耳にしたことがあるでしょう。でも、そういう人が17時以降にスマートフォンを手放したら睡眠の質が上がった、というデータは見当たりません。

ちなみに、私は診療以外に執筆や講義資料の作成があるため、ほぼ毎日、夜遅くまでパソコンを使って仕事をしています。寝る直前までブルーライトを浴びているわけですが、それでも毎朝スッキリ目覚めることができています。

患者さんを診察していても、ブルーライトが睡眠の質を低下させる犯人だと決定づけるような、はっきりとした証拠は見当たりません。

ブルーライトとは別に、睡眠を妨げ、「朝ダル」を引き起こす要素があるのではないか、というのが私の仮説です。

糖質のとりすぎが疲れを引き起こす

睡眠時間の不足でもなく、ブルーライトでもない「朝ダル」の原因——それは**「糖質」**です。

糖質とは、炭水化物から食物繊維を除いたもので、炭水化物、たんぱく質、脂質は三大エネルギー源とされています。

体にとって必要なエネルギー源の1つである糖質が、なぜ「朝ダル」を引き起こすのか？　その理由が**「血糖値スパイク」**です。

血糖値スパイクは食後高血糖とも呼ばれます。食事を通して私たちの体内に入ってきた

《図表4》男女・年代別　睡眠関連行動

男性	20代	30代	40代	50代	60代
朝から疲れている	44.7	40.3	36.5	27.5	13.8
昼間の仕事でPCを長時間使う	44.0	50.2	53.5	56.3	49.0
夜は12時前には就寝する	39.7	42.8	44.4	49.3	60.2
夕方〜夜は意識してブルーライト対策	**21.9**	**16.7**	**13.3**	**11.6**	**10.1**
ベッドに入る直前までPCやスマホの操作	62.6	60.5	57.1	50.1	41.0
昼夜逆転の生活だ	22.0	16.0	13.1	11.0	7.6

（%）

女性	20代	30代	40代	50代	60代
朝から疲れている	52.4	47.7	41.1	30.1	13.4
昼間の仕事でPCを長時間使う	38.0	36.8	40.4	36.1	20.9
夜は12時前には就寝する	48.2	55.3	54.5	53.4	61.9
夕方〜夜は意識してブルーライト対策	**14.9**	**13.4**	**12.2**	**11.7**	**12.2**
ベッドに入る直前までPCやスマホの操作	80.1	73.5	63.9	52.9	35.0
昼夜逆転の生活だ	11.7	8.2	7.5	6.5	3.8

（%）

「ストレスオフ白書2018-2019」（一般社団法人ストレスオフ・アライアンス協会）をもとに作成

糖質は、ブドウ糖として血液中に放出されます。そのため、食後には血糖値が上がります。これは体本来の仕組みではあるのですが、この血糖値が急激に上がってしまうと、問題が起こってきます。その結果、エネルギー源であるはずの糖質が、かえって疲れの原因になってしまうことがあるのです。

疲れたときには、甘いものがほしくなるという人は多いかもしれません。

締め切りに間に合わせようと必死でパソコン作業を行い、夕方に一段落して一息入れるとき。ほろ苦いコーヒーとともに、引き出しに入ったチョコレートを口に放り込んだ瞬間、えもいわれぬホッとした感覚が生まれる――

女性に多いかと思いきや、最近は男性からもよく聞く話です。

「疲れたときはエネルギーが不足しているから」

「糖分は脳のエネルギーになるから、補給をすることで疲労回復になる」

このように、甘いものは疲れの特効薬のように思っている人もいるでしょう。

脳は体重の2~3%であるにもかかわらず、全身の消費カロリーの20%を使ってしまう〝大食い〟な臓器でもあります。一気に集中して仕事や勉強に取り組んだあとに甘いものを食べたくなるのは、体のメカニズムの1つともいえます。

ここでちょっと思い出していただきたいのですが、疲れたとき以外にも甘いものがほしくなったことはありませんか。あるとしたら、それはどんなときでしたか。

例えば、「上司に怒られてちょっと落ち込んだ」「思春期の子どもとの言い合いでイライラした」といったときも、無意識に甘いものを口に入れていませんでしたか?

表面的に起こっていることはバラバラですが、脳で起こっていることは同じです。それは「セロトニン」という物質の不足です。

のちほど詳しくご説明しますが、セロトニンは、心を安定させる働きを持つ脳内神経伝達物質の1つです。不足すると不安やイライラを引き起こす原因となり、うつ病の原因とも考えられています。

セロトニンはアミノ酸であるトリプトファンからつくられます。アミノ酸とはたんぱく質の材料となる物質であり、全部で20種類あります。

甘いものを食べて血糖値が上がると、今度は血糖値を下げるホルモンであるインスリンが分泌されます。

実は、インスリンは血糖値を下げるだけでなく、血液中のトリプトファン濃度を上げるためのスイッチをオンにする働きがあります。そうして体内にセロトニンの材料が増えた結果、セロトニンの量が増えます。甘いものを食べるとホッとする感覚が生み出されるのは、こうした仕組みからなのです。

食後に血糖値が乱れる「血糖値スパイク」

疲れを感じ、甘いものを食べて休憩したあと、強烈な眠気に襲われたということはないでしょうか。これこそが「血糖値スパイク」の症状です。

《図表5》正常な5時間糖負荷検査の結果（文献より作成）

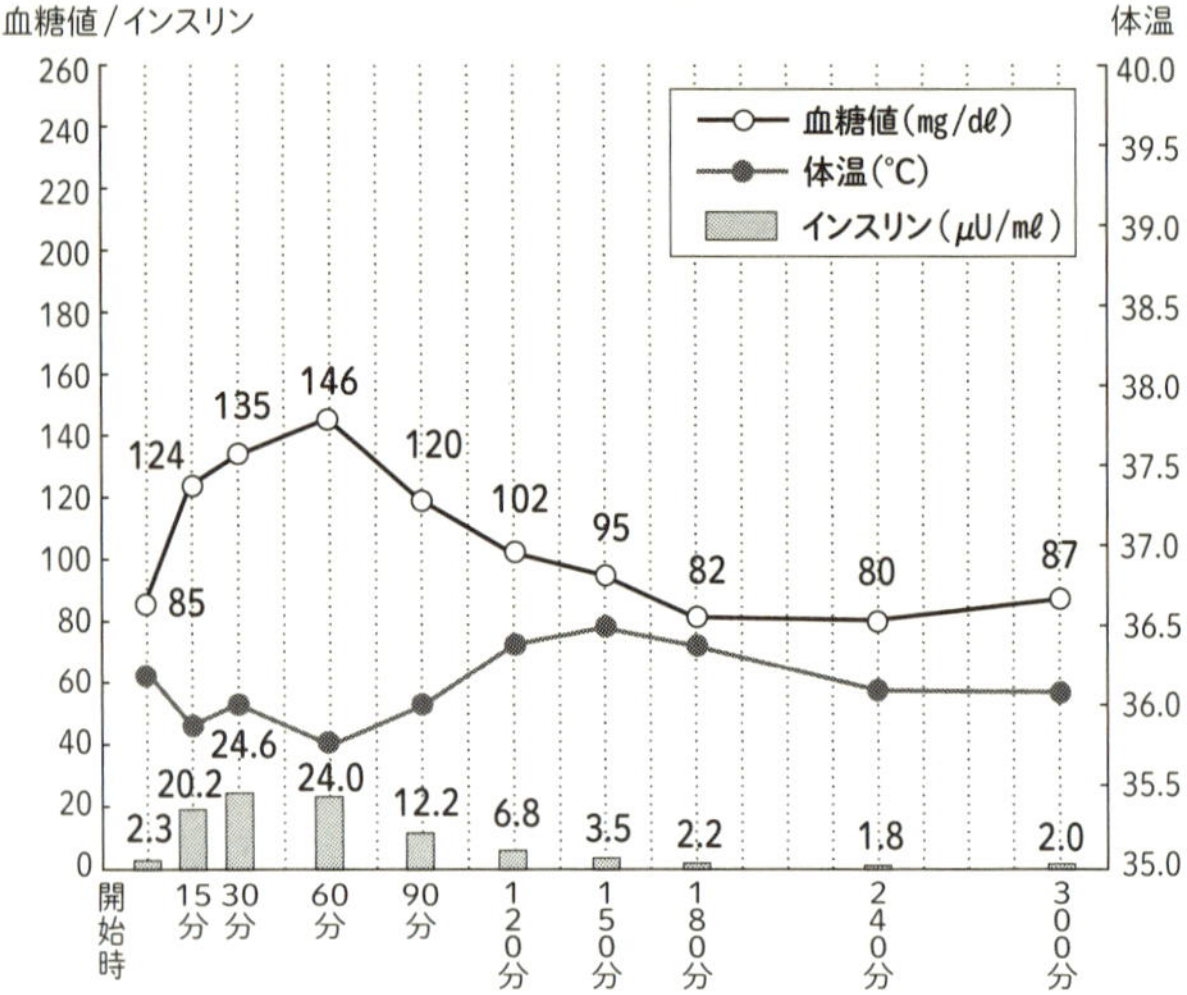

検査開始時（糖の摂取時）よりも血糖値が大きく下がることはなく、上がる前と下がったときの値はほぼ同一ラインにある。

通常、私たちの体は、糖の摂取で血糖値が上がったあと、インスリンによって血糖値が下がりすぎると、振り子のように再び血糖値を上げて安定させようとするシステムが働きます。しかし、このコントロールがスムーズにいかない場合、血糖値、さらにコントロールに関わる自律神経が乱れ、眠気やダルさをはじめとする、さまざまな不調を引き起こすのです。

例えば米、パン、麺類や甘いものを食べたあとは、血液中の糖が一気に上昇し、インスリンによって下げられます。血糖値が一気に上がれば上がるほど、その反動で一気に下がります。血糖値の調節がうまくいかないと、その後も何度も急上昇と急下降を繰り返してしまいます。このときの血糖値のグラフがスパイクのように見えることから、血糖値スパイクと呼ばれるようになりました。

いつも甘いものを口にしている人の体のなかは、1日のうちに幾度も大波のように血糖値スパイクが押し寄せている状態といえます。そういう人は決まって、「いつもダルい」「起き上がれない」「甘いものを食べないと頭も体も動かない」と口グセのように語りますが、日々、体のなかが荒波にもまれていると考えたら、疲れるのも無理のないことでしょう。

血糖値スパイクは糖質をとったあとに起こります。昼食に丼ものや麺類など糖質が多いものをとったあと眠気が襲ってくるようなら、血糖値スパイクが起きている可能性があります。

そして「朝ダル」さんの場合、**寝る前にとった糖質が、夜間に血糖値スパイクを引き起こす引き金となっている**と考えられます。

寝ている間に起きている「夜間低血糖」

私は、以前から血糖値スパイクのことは知っていましたが、2011年9月にポルトガルで行われた「第47回欧州糖尿病学会」で、夜間の血糖値スパイクが起こったあと、さまざまな不調に悩まされている人がいることを知りました。

それが、この学会で発表された「夜間低血糖と精神症状」という研究報告です。

夜間の血糖値スパイクのあとは、反動で血糖値が下がります。私たちの体は脳を守るために血糖値を安定させるメカニズムが備わっているので、通常は低血糖にはなりません。ところがこの学会での発表では、夜間の血糖値スパイクのあとに重篤でない低血糖が起きているのではないかという仮説をもとに、それが個々人の生活、健康などにどのような影響を及ぼすのかを調べました（アメリカ、イギリス、フランス、ドイツの18歳以上、1086人を対象にしたネット調査）。

結果はというと、夜間低血糖が起きている人の大部分が、「睡眠の質に影響があった」と答えていました。さらに全体の13％は、「途中で目が覚めてしまった（中途覚醒）あとに眠れなくなってしまった」と答えていました。

さらに驚くべきは翌日の状態です。22・7％の人が「遅刻や終日勤務ができない状態に陥った」、31・8％の人が「会議や作業を休んでしまった」と回答していたのです。このほかにも、頭痛や作業の遅さ、疲労、ダルさ、仕事がうまくいかなくなった、といった訴えが見られました。

メンタル状態としては、低血糖自体への恐怖感、二度と目覚めることができないのではないかという恐れ、不安感などの訴えがありました。

この夜間低血糖を引き起こしているものこそが、糖質、つまりは食事です。

多くの人は、食事は単に空腹を満たすためのものと考えているかもしれません。また、時には食事がストレス解消の手段の1つになっていることもあるでしょう。

しかし、どんな食事をとるかによって、私たちの睡眠の質が変わり、仕事や勉強といった日々のパフォーマンスにも大きな影響を与えているとしたら――。

「朝ダル」を防ぐカギは、食事の見直しにあるのです。

「朝ダル」には栄養トラブルが関わっていた！

私は「心身の不調は栄養の過不足が原因で起きている」という考え方をベースに、食事や栄養、生活習慣を整え、不調を改善する「オーソモレキュラー栄養療法」を用いて治療にあたっています。欧米で生まれたオーソモレキュラー栄養療法は、日本でも徐々に広がりつつあり、内科や皮膚科、整形外科から、うつや発達障害などの精神科、不妊治療に至るまで、さまざまな分野で効果を上げています。

クリニックでは、まず患者さんに詳細な血液検査をすることで、栄養の過不足がないかをチェックしています。もちろん、「朝ダル」さんにも、詳細な血液検査を行っています。そして、「朝ダル」さんには共通する栄養トラブルの傾向があることがわかってきました。

ベースにあるのは血糖値スパイクですが、それ以外にもさまざまな栄養の過不足が関わっています。なぜなら、睡眠にもさまざまな栄養が関係しているからです。

次ページのチェックリストで、「朝ダル」と関係している栄養トラブルがないか、確認してみてください。

《図表6》「朝ダル」さんチェックリスト

	項目	✔
1	寝た気がしない。寝ても疲れがとれない	
2	寝起きが悪く、朝スッキリ起きられない	
3	歯ぎしりをする。寝汗をかく	
4	夜になっても眠気が出ない	
5	床に入ってもなかなか寝付けない	
6	早朝覚醒が多い	
7	中途覚醒が多い	
8	夢をよく見る。特にリアルな夢や悪夢を見る	

①②③④⑦⑧にチェックがついた人　**夜間低血糖タイプ**

糖質のとりすぎにより、就寝中に夜間低血糖が起きているタイプ。自律神経である交感神経が優位になり、睡眠の質を低下させてしまう。

［2、3章参照］

④にチェックがついた人　**メラトニン不足タイプ**

睡眠に関わる脳内神経伝達物質・メラトニンの不足により、夜になっても眠気が訪れないタイプ。

［4章参照］

⑤⑥⑦にチェックがついた人　**グリシン不足タイプ**

眠りが浅くなることで睡眠の質が低下しているタイプ。アミノ酸の1つであるグリシンは、手足の血流をよくすることによって放熱を促進し、体の中心部分の温度（深部体温）を下げ、眠りをより深くする作用がある。

［4章参照］

⑦⑧にチェックがついた人　**GABA、ビタミンB6不足タイプ**

アミノ酸の1つで、脳内神経伝達物質として働くＧＡＢＡ（γ－アミノ酪酸）には、心と体をリラックスさせ、睡眠の質を向上させる働きがある。また、ビタミンＢ6は、メラトニンやＧＡＢＡなどの脳内神経伝達物質をつくる材料となるため、食事を見直すことが大切。

［4章参照］

チェックリストの結果はいかがでしたか。

睡眠にはこんなに栄養が関わっているのだと知って、驚かれた人もいるかもしれません。「朝が苦手」というのは体質だと思っている人も多いでしょう。しかし実は、それは体質ではなく、食事のせいなのかもしれないのです。

起立性調節障害ではなく、夜間低血糖!?

「うちの子、朝、時間になっても起きられないんです」

「午前中は本当に具合が悪いのに、夕方になるとケロッと元気になる。病気なのか怠けているのかわからず困っているんです」

そんなお子さんを病院に連れていくと、「起立性調節障害（OD）」と診断されることがほとんどです。起立性調節障害は増加の一途をたどっており、コロナ禍以降、さらに増加傾向にあります。小学校高学年から増えはじめ、女子に多いのも特徴です。

「起立性調節障害対応ガイドライン」というものもつくられていて、このなかのチェックリストに該当する場合、受診を推奨する内容となっています。

《図表7》起立性調節障害は増えている

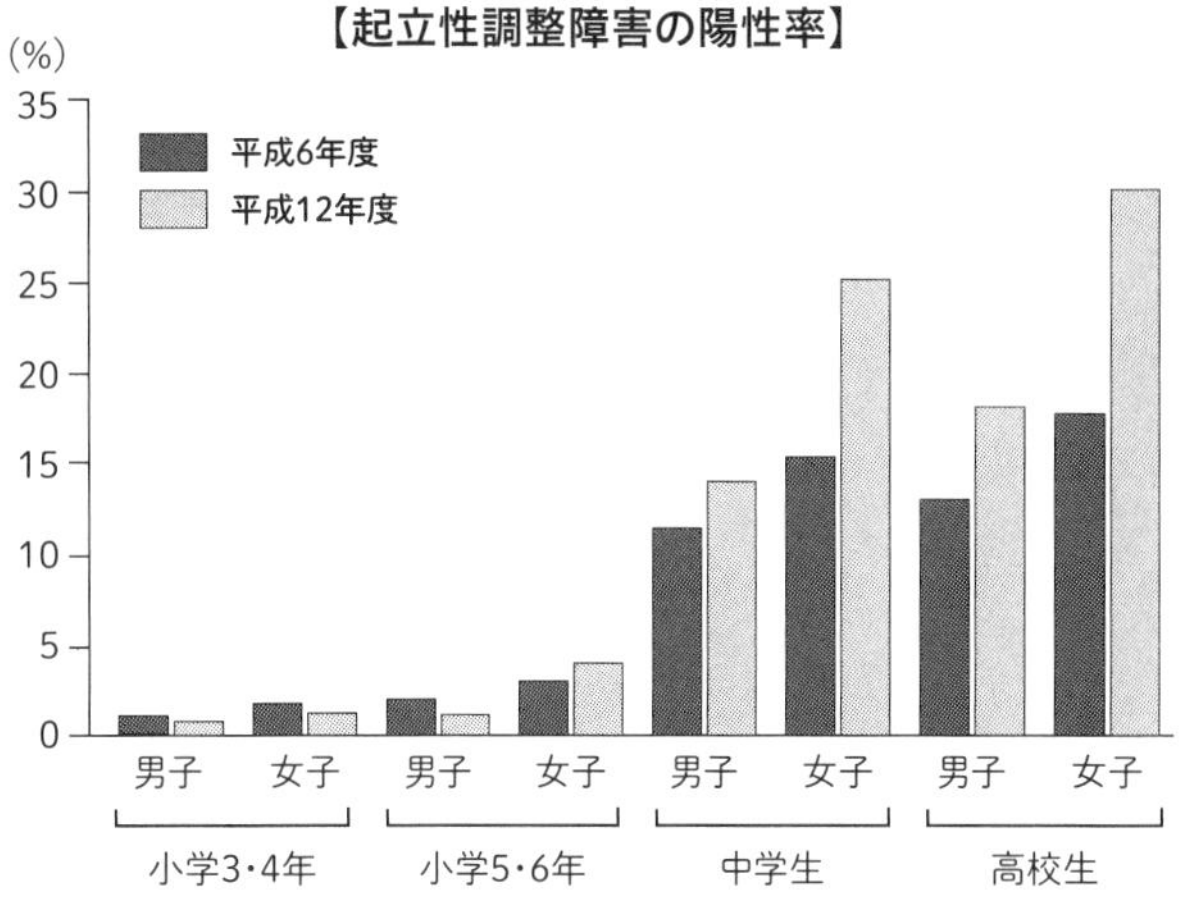

日本学校保健会「平成12年度児童生徒の健康状態サーベイランス報告書」より

コロナ禍によってさらに増加傾向にあるといわれている。

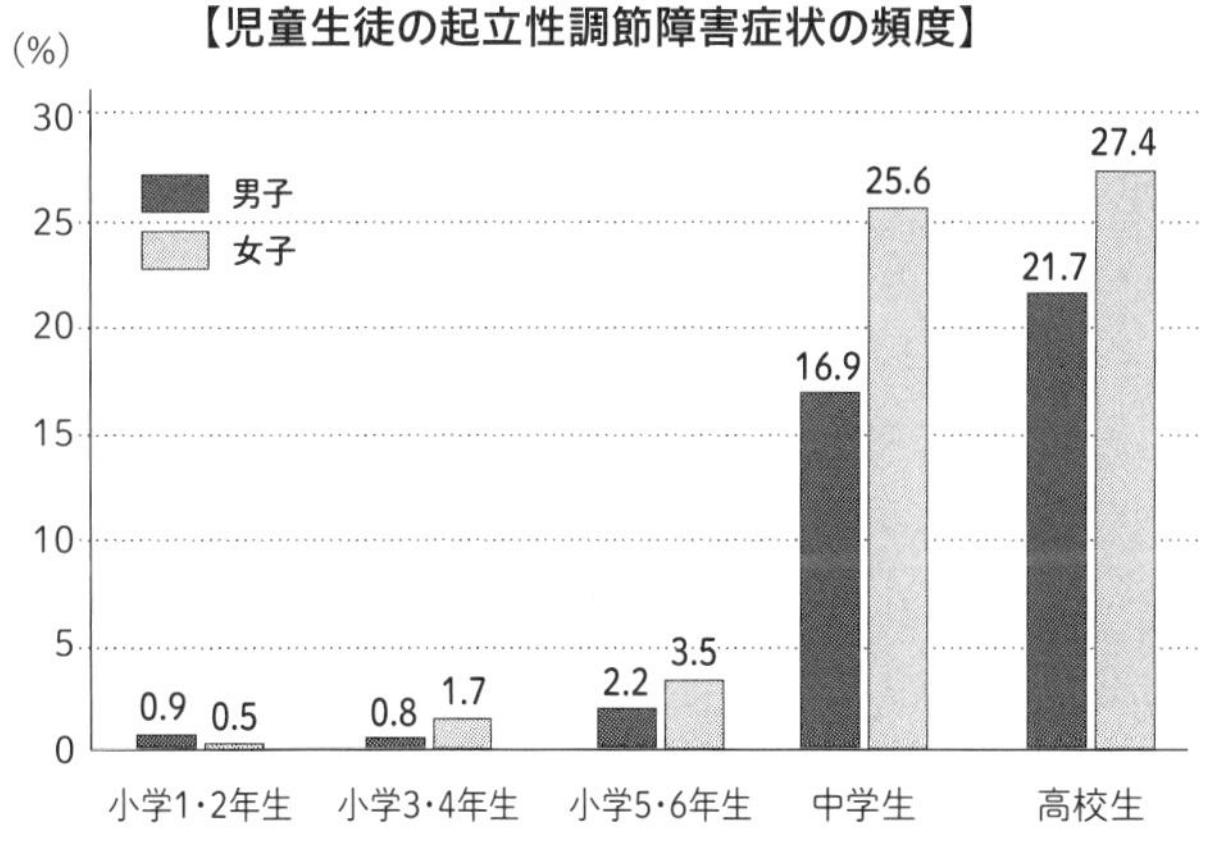

日本学校保健会「平成22年度児童生徒の健康状態サーベイランス報告書」より

自記式の自覚症状から推計したもの。
小学校高学年から増えはじめ、女子のほうが男子よりも頻度が高い。

起立性調節障害と診断されると、血圧を上げる薬を処方されたり、塩分と水分を多くとる治療がされているようですが、効果が乏しく、また成長とともに改善することが多いので、家族や学校に理解してもらうことなどが強調されています。

実際、午後からは普通にニコニコしていて元気になっているため、家族やまわりの人たちからは、サボっているだけではないかと誤解され、苦しんでいる患者さんは多くいます。しかし、患者さんが激増しているにもかかわらず、根本的治療とはいいがたいものが一般的にまかり通っていることに、違和感を覚えずにはいられません。

私は、一般的に起立性調節障害とされているものの大半には栄養トラブル、つまり夜間低血糖が関係していると考えています。

クリニックで実際にあった症例をご紹介しましょう。「朝起きるのがつらい」「お昼頃にはラクになる」と悩んでいた16歳の高校生です。

この方はもともと他院で起立性調節障害の診断を受けていました。クリニックを訪れる4カ月前から体調不良が続き、いったん落ち着いたものの再びダルさがあらわれ、学校に行けなくなってしまったとのこと。

まずは血液検査です。結果を見てみると、一般的な血液検査の解釈では基準値内におさ

《図表8》起立性調節障害で起こりやすい症状

	症状
1	立ちくらみ、あるいはめまいを起こしやすい
2	立っていると気持ちが悪くなる、ひどいと倒れる
3	入浴時、あるいは嫌なことを見聞きすると気持ちが悪くなる
4	少し動くと動悸あるいは息切れがする
5	朝、なかなか起きられず午前中の調子が悪い
6	顔色が青白い
7	食欲不振
8	臍疝痛（せいせんつう：おへそ周りの痛み）を時々訴える
9	倦怠、あるいは疲れやすい
10	頭痛
11	乗り物に酔いやすい

日本小児心身医学会『小児起立性調整障害診断・治療ガイドライン』より

上記の症状が3つ以上あって、学校に遅刻、欠席するなどの日常生活での支障があれば、医療機関受診を検討する。

まっており、特に異常を指摘されるものはありませんでした。

しかし、オーソモレキュラー栄養療法の診断基準では、血糖値スパイクが起きていることを示唆《しさ》する検査結果となっていました。

それ以外にも、

・たんぱく質代謝が低下し、筋肉量が少ない
・貧血ではないが貯蔵鉄が少なく鉄欠乏
・ビタミンB群不足

といった栄養トラブルがあることがわかりました。

血糖値スパイクや夜間低血糖が起きているかを正確に知るには、1日のなかでの血糖値の変化を見る検査が有効です。持続血糖測定

《図表9》夜間低血糖の血糖値の変化(例)

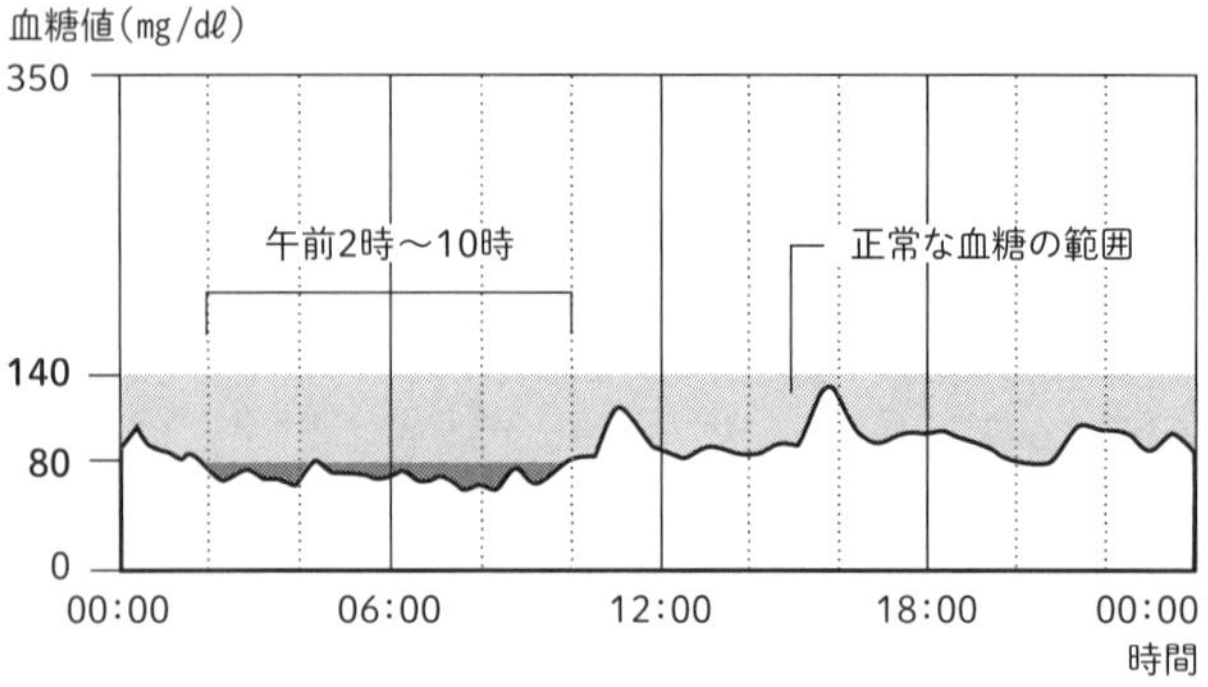

午前2〜10時の時間帯で夜間低血糖が起きている。午前10時を過ぎてから血糖値は正常範囲におさまるようになっている。起立性調整障害の背景には、このような血糖トラブルが潜んでいる可能性がある。

器をつけて調べたところ、夜間低血糖が起きていることがわかりました。

そこで血糖値スパイクを防ぐ食事指導を中心に、不足している栄養素をサプリメントで補いながら治療を行ったところ、みるみる体調が回復。9カ月後には学校に通えるようになったのです。

ご本人に改善レベルを確認したところ、治療前のつらさを10とした場合、治療後は2と、大きな変化が見られました。

起立性調節障害と診断された人の多くは、実は夜間低血糖が起きているのではないか、また、睡眠障害やうつにも夜間血糖値が関係しているのではないか——私はそのように考えています。

「○○障害」という病名がつくとき

発達障害、起立性調節障害、適応障害、気分障害など、「○○障害」という〝病名〟があります。

ここであえて病気とせずに〝病名〟としたのには、理由があります。「○○障害」と病名がつけられる病気は、根本的な原因が不明であることが多いのです。チェックリストにある特定の症状をいくつか満たすと、「○○障害」と病名がつけられているのが現状です。

患者さんからすると、つらい症状で悩んで医療機関を受診し、医師から特定の病気であると診断を受けると、原因が特定されて治療法も確立されているのだと思い、安心することでしょう。例えばインフルエンザと診断されれば、原因がインフルエンザウイルスによる感染症であり、効果が確かめられた薬があります。だから、病名がつけば大丈夫だと思ってしまうのです。

ところが医療現場では、多くの症状を引き起こしている根本的な原因がよくわからないときに、「〇〇障害」という病名がつけられることが、往々にしてあります。その場合、原因が特定できていないため、治療はいわゆる対症療法となり、使われる薬も症状を抑えるだけのものになります。

睡眠障害であれば、鎮静作用が強いタイプの薬が処方されます。薬を使っていると眠れますが、減らしたりやめたりすると、以前のようには眠れません。なぜなら、根本的に改善していないからです。

通常の医療システムでは、診断と治療のガイドラインがあり、それに沿って検査が行われ、病名がつけられて診断に至ります。ところがこのガイドラインには、栄養や代謝のトラブルについて正しく評価するというプロセスが含まれていません。

糖尿病の基準を満たしていなければ、「血糖の調節には問題がない」とされてしまうため、夜間低血糖が見落とされてしまいます。また、鉄欠乏性貧血の診断基準に当てはまらなければ、起立性調節障害の患者さんに多く見られる「隠れ貧血」が見落とされてしまうのです。

「多くの病気や症状を引き起こす原因に、栄養や代謝のトラブルが関係しているのではないか」

このような疑いの目を常に持つことで、その病気の根本的な原因に近づくことができるのではないかと私は考えています。

2章

「朝ダル」の背景にあった「夜間低血糖」

——老化も病気も血糖値の乱れからはじまる

食事によって変動する血糖値

前章で、朝から疲れている「朝ダル」には、血糖値スパイクや夜間低血糖が関わっていると述べました。この章では、血糖値やその調節に関係する体の仕組みについて、さらに詳しく説明していきましょう。

「血糖値」とは**血液中のブドウ糖の濃度**のこと。毎年、健康診断で測っている、おなじみの数値です。

全身に張り巡らされた血管は、栄養やホルモン、老廃物などさまざまなものを運ぶ道路のようなものです。そのなかを絶え間なく流れ続けている血液を介し、糖は全身の細胞にエネルギーを届けています。

このときポイントとなるのが、**血糖値は常にコントロールされ、一定の濃度になるよう各種ホルモンによって保たれている**ということです。

食事を通して体内に糖が入ってくると、血糖値が上がります。血糖コントロールが正常な場合、どんな食材をとっても、血糖の上昇幅は50〜60㎎／dℓにとどまり、140㎎／dℓを超えないように調節されています。そして2〜3時間後には食事前の値に戻ります。

食後は活動量に合わせて血糖値をコントロールし続け、一定の濃度に調整されます。胃が空になり数時間経つと血糖値が下がり、空腹感が起こります。

このコントロールシステムがうまく働かずに、血糖値が上がりっぱなしになるのが**「糖尿病」**です。本来、細胞に取り込まれるべき糖が行き場を失い、尿となって排出されるのです。

糖尿病予防の観点からも、血糖値はなるべく下げるよう推奨されていますが、実は下がりすぎるのもまた問題です。体にとって低血糖は緊急事態であり、下がりすぎることは死に直結するからです。

例えば、思い切り走ったり、人間関係について思いを巡らせたり、感動して泣いたり……といった活動のすべては、エネルギーがあってこそできることです。そのエネルギー源の1つが、血液中を流れる糖。そのため、不足するとさまざまな不調を引き起こします。

一方で、「昼間に起きていられない」「立っているのすらつらい」と訴える患者さんもいます。「機能性低血糖症」と呼ばれるもので、血糖値が一定の値より下がりすぎてしまう状態です。このような人は血糖値を一定の値にまでキープすることが非常に難しくなっています。日常生活はおろか、起き上がることすらできないケースも少なくありません。

糖は体にとって重要なエネルギー源の1つであることは間違いありません。しかし、血糖値が上がりすぎても下がりすぎても問題が起こってきます。大切なのは、それが適正にコントロールできるかどうかなのです。

血糖コントロールに関係しているホルモン

血糖値のコントロールに関わっているのがホルモンです。

そもそもホルモンとは、体内のバランスを調整している物質です。成長を促す、ストレスから体を守る、第二次性徴を促すなどさまざまな働きがあり、未解明のものもありますが、なんと100種類以上あります。

ここでは、血糖値をコントロールする立役者たちについて、おもなものをご紹介しましょう。

血糖値を下げる「インスリン」

血糖値を下げるために働くのが、先ほども触れたインスリンです。

血液中の糖が増えたときに膵臓《すいぞう》のβ《ベータ》細胞の小胞《しょうほう》から分泌され、糖を筋肉や肝臓に貯蔵するために働きます。さらに糖を脂肪に変えて蓄積します。甘いものを食べすぎると太るのは、こうした仕組みによるものです。

このように、各所に糖を取り込むことで血液中の糖を減らす、つまり血糖値を下げていきます。

インスリンは、2相に分けて分泌されるのも特徴です。

第1相は、糖をとった直後からはじまり、10～20分ほど続きます。分泌量には個人差があり、少ない場合、食直後の血糖上昇を抑える力が及ばず、血糖値スパイクを起こしやすくなります。

2回目は、糖をとって約20分後から分泌され、血糖値の上昇をゆるやかに抑え、食後60～90分に血糖値のピークを迎え、ゆっくり血糖値を下げていきます。

第1相の分泌は、糖質が多い食事を頻繁にとるほど促進されるのも特徴です。患者さんのなかには、「食べても食べても、すぐにお腹がすいてしまう」という人がいますが、これは日頃から穀物やお菓子を頻繁に食べ続けていたことで、第1相のインスリン分泌が過剰になって十分に血糖値が上がらず、すばやく下げすぎてしまうために起きている可能性があります。

一方で、2型糖尿病の患者さんは、インスリンの第1相の分泌が足りない傾向がありま す。このような人の助けになってくれるのが、インクレチンというインスリンの分泌を促進させるホルモンです。インクレチンには、膵臓のβ細胞を保護する役割もあります。インクレチンは小腸から分泌されるため、腸内環境が悪いと出が悪くなり、血糖も乱れやすくなります。便秘や下痢をしやすい、ガスのにおいが気になるといった人は要注意です。

このインクレチンの働きを逆手にとったのが、最近話題の「GLP−1ダイエット」です。GLP−1はインクレチンの一種であり、インスリン分泌の第1相を促し、さらに食欲を抑える働きがあります。本来は糖尿病治療薬として用いられる薬ですが、最近では「やせ薬」として自由診療のクリニックで処方されて問題となっています。機能性低血糖症や血糖値スパイクがある人がそれに気づかずに使ってしまうと、ますます体調を悪化させてしまう懸念もあります。

血糖値を上げるホルモンはいくつもある

血糖値を下げるホルモンはインスリンだけですが、血糖値を上げるホルモンには、アドレナリン、グルカゴン、コルチゾールなどがあります。それぞれ説明していきましょう。

◎アドレナリン

腎臓の上にある臓器・副腎《ふくじん》から分泌されるホルモンです。

血糖値が下がったときに分泌され、膵臓のβ細胞に働きかけてインスリンの分泌を抑えるほか、肝臓に貯蔵された糖を放出したり、筋肉から糖をつくるよう促します。さらに脂肪の分解を活性化させます。同じく血糖値を上げるホルモン、グルカゴンの分泌を促します。

アドレナリンは、別名「ストレスホルモン」ともいわれます。ストレスや緊張に反応するため、心拍数や血圧も上昇させ、エネルギーを一時的に増加させるなど、いわゆる体を

〝戦闘モード〟にチェンジしていきます。

血糖値スパイクに加え、ストレスなどで長期にわたり分泌されると、「朝ダル」や疲れの原因となります。

◎グルカゴン

膵臓のα《アルファ》細胞から分泌されます。肝臓で糖をつくるよう促したり、脂肪の分解を促します。

低血糖時の救急処置にも使われるホルモンです。

◎コルチゾール

ストレスを感じたり血糖値が下がったりしたときに副腎から分泌され、アドレナリンと同様、肝臓で糖をつくり血糖値を上げるようサポートするほか、脂肪分解を促します。

コルチゾールの本来の仕事は、襲ってきたストレスと戦うことです。常にストレスにさらされていると、コルチゾールが出続けている状態になります。その結果、血圧が上昇し、血糖値も上がるため、高血圧や糖尿病と診断される状態になることもあります。

本来は敵に襲われるような強いストレスで分泌されるはずのコルチゾールは、緊急時に対応するホルモンです。そのため、日常のストレスなどで常時コルチゾールが分泌されていると、さらに強いストレスなどでの対応ができなくなり、やがて通常の状態でもコルチゾールの必要量を副腎から分泌できなくなってしまいます。

このような状態を「副腎疲労」と呼ぶことがあり、ストレスへの抵抗力が下がり、低血糖への対応も困難になり、常に強い疲労感を感じるようになってしまいます。さらにはうつ病のリスクも増加します。

コルチゾールと血糖コントロールについては、こんなエピソードがあります。

ある高校生の患者さんが文化祭に向けて一生懸命に準備し、文化祭を大いに楽しんだそうですが、ホッと一息ついたとたん、翌朝から起きることができず、学校に行けなくなってしまったのです。

テンションが高いときにはアドレナリンやコルチゾールが大量に出て、元気に活動できますが、大量に消費しすぎると、その後はホルモンの分泌が悪くなってしまいます。1日のうちで、コルチゾールが最もたくさん分泌されるのが朝。きちんと起きられるのもこのホルモンがあるためです。しかし、コルチゾールが不足すると、血糖値を上げることができず、起き上がることもできなくなってしまうのです。

このほか成長ホルモン、甲状腺ホルモンなども血糖値を上げるよう働きます。しかし前にも述べたように、**血糖値を上げるホルモンは多数あるにもかかわらず、下げるホルモンはインスリンしかありません**。

血糖値が下がることは、人類にとって危機的状態であり、飢餓《きが》に耐えるため、体はたくさんのバックアップシステムを用意しているのでしょう。

飽食の時代である現代、血糖値が上がりすぎることで苦しむ現代人が多く存在することは、ある意味、皮肉ともいえるのかもしれません。

ホルモン分泌を調整している自律神経

血糖値の低下は人間にとって命に関わることは、前述した通りです。それを防ぐために、体は常に血糖値の変動をチェックしています。

この働きに関わっているのが**自律神経**です。自律神経とは、心拍や血圧や呼吸、消化などを自動調整している神経系を指します。私たちがあえて意識しなくても、呼吸が行われ、心臓は全身に血液を送り出していますが、これらを司《つかさど》っているのが自律神経なのです。

交感神経と副交感神経の2つがあり、それぞれアクセルとブレーキの役割を果たしています。例えば、アクティブに動く昼間には交感神経が優位となり、血圧や心拍数が上昇、眠りに入る夜には副交感神経が優位になり、血圧も心拍も下げて落ち着かせる、といった具合。交感神経と副交感神経が同時に上がることはなく、シーソーのように、どちらかが優位になると、どちらかが抑えられる関係となっています。

このように、自律神経は私たちが知らないところで両者を絶妙に調整しながら、バランスを保っているのです。

自律神経は血糖値のコントロールにおいて、先ほど述べたホルモンの量を調整する役割を担っています。

食事を通して体内に糖が入ってくると血糖値が上がり、インスリンが分泌されて血糖値を下げるように働きかけます。このとき副交感神経が優位になるとインスリンの分泌量が増え、交感神経が優位になるとインスリンの分泌量は減ります。

一方で、食事をしてから時間が経ち、血糖値が下がってくると、今度は交感神経が優位になり、副腎からアドレナリン、コルチゾールといった興奮系のホルモンを分泌すること で血糖値を上げようとするのです。

ただ、忙しくストレス過多な現代人は、どちらかというと交感神経が優位になるタイプが多い傾向にあります。このことも血糖値のコントロールを難しくしているのです。

ホルモンのせめぎ合いで起こる血糖値の上下

次ページの2つのグラフ（図表10）をご覧ください。折れ線が血糖値、棒線がインスリンを表しています。先ほど述べたように、通常、血糖値は上がっても140㎎／dℓを超えることはありません。そして70より下がることはありません。

しかし、甘いものを多く食べたらどうなるでしょう。血糖値がぐんぐん上がり、一定の量を超えると、血糖値を下げるためにインスリンが分泌されます。それによって、今度は血糖値が急下降します。

血糖値スパイクを激しくする原因の1つに、糖質を単体でとることが挙げられます。米、

《図表10》寝ている間に血糖値が乱れている!?

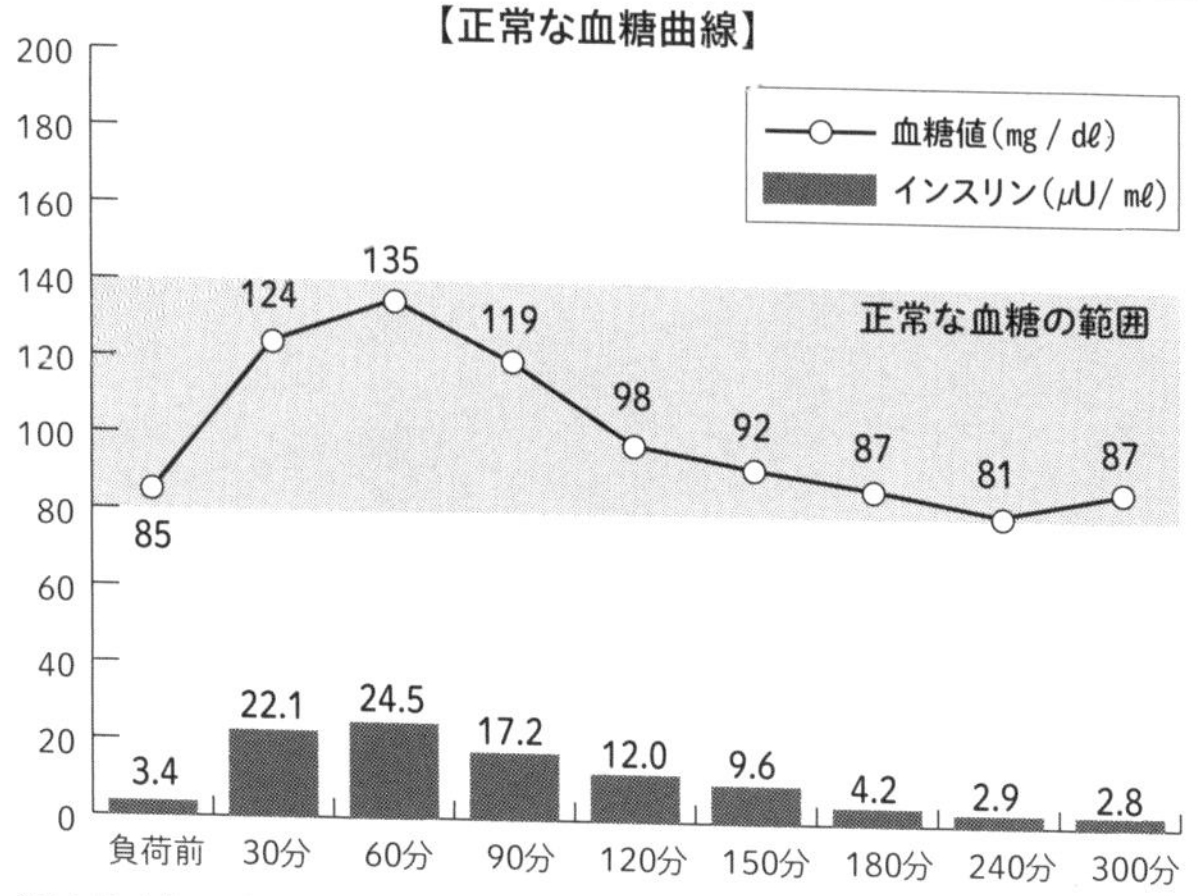

ブドウ糖を摂取後、5時間の変化を見たもの。血糖値は負荷前(食事前)の空腹時血糖よりも下がることはない。

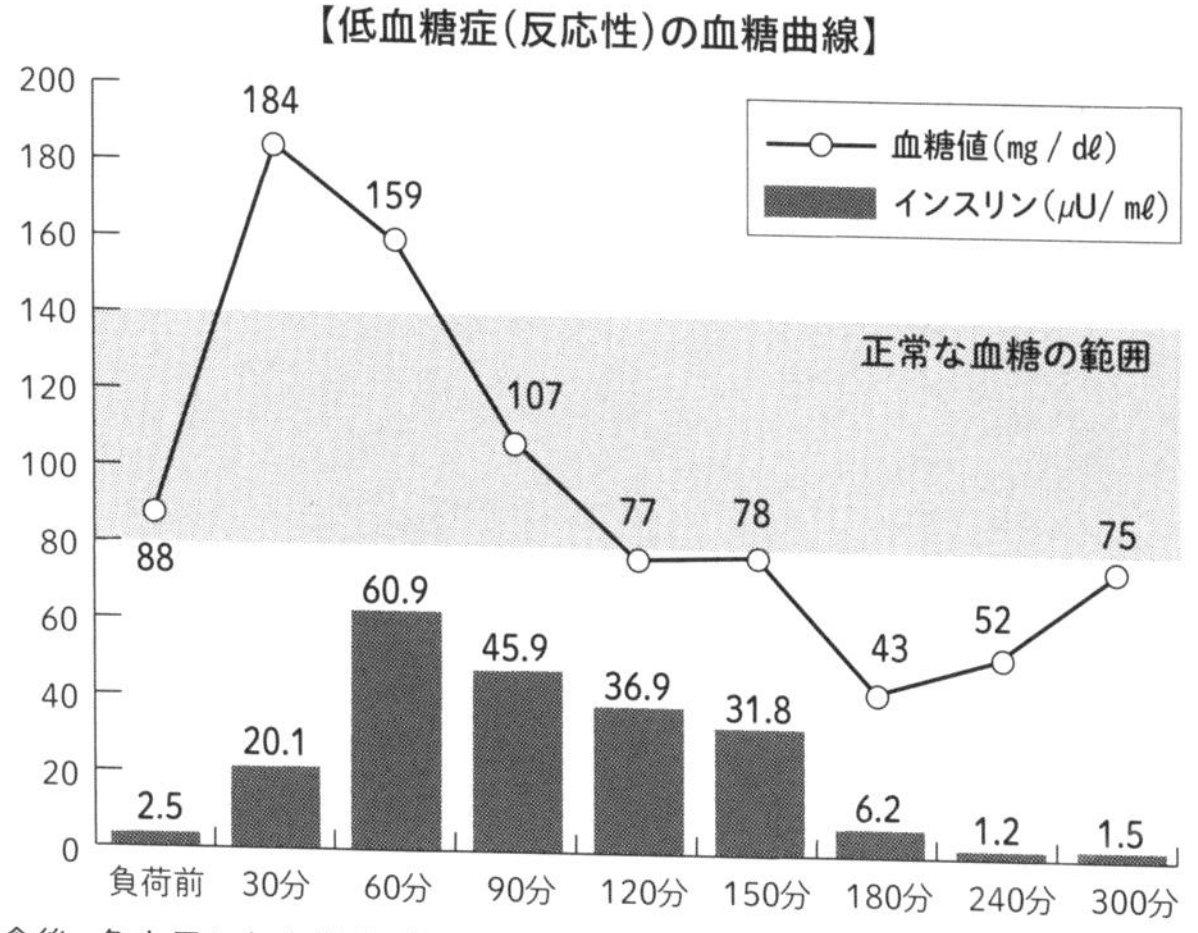

食後、急上昇した血糖値が急激に低下し、180分後には負荷前の50%まで低下しており、血糖値スパイクが起きていることがわかる。これが寝ている間に起こるのが夜間低血糖。

《図表11》血糖値スパイクの症状

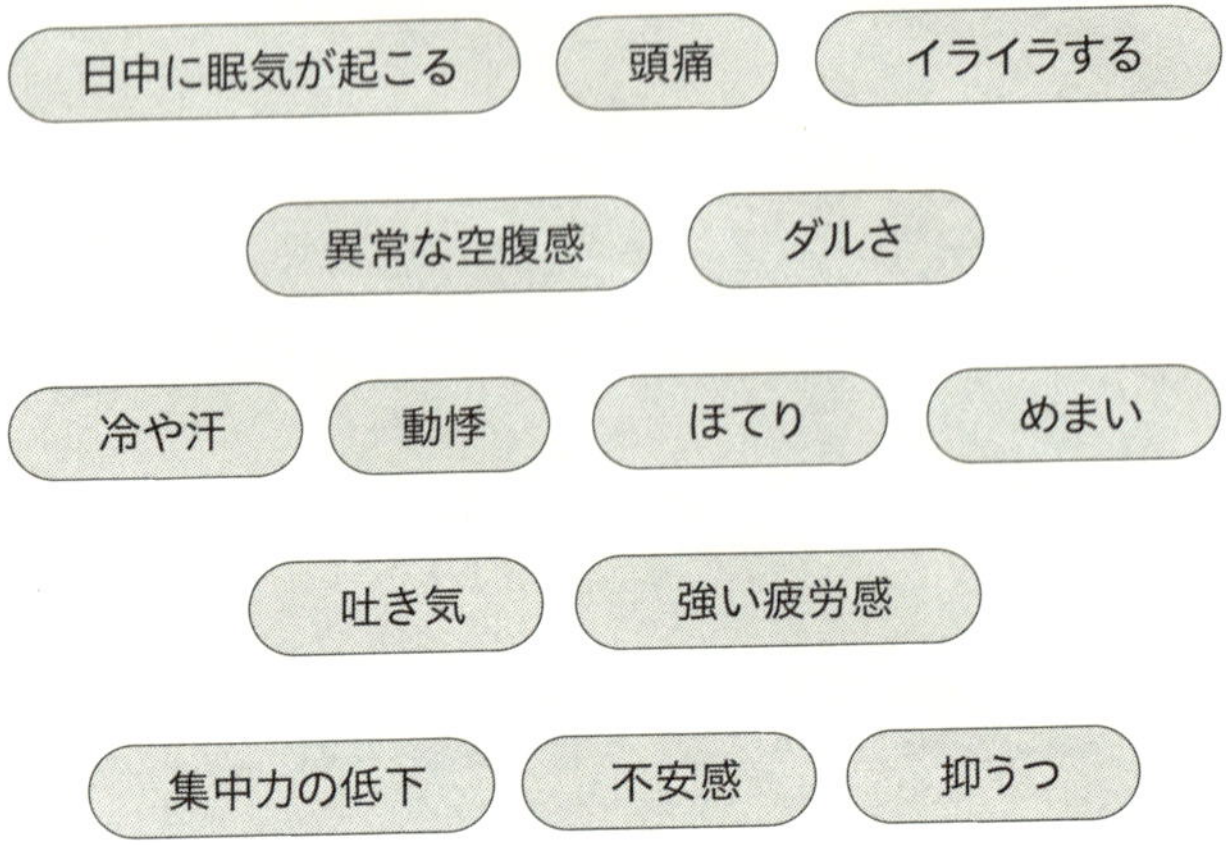

パン、麺類や清涼飲料水などは血糖値を一気に上げてしまいます。すると、その反動で血糖値は一気に下がってしまうのです。

このとき多くの人が経験する症状は、図表11のようなものです。

血糖値が急に下がると、今度は上げるためのホルモンが出ます。図表10の下の図では、血糖値が43mg／dℓまで下がったあと、再び上昇しはじめています。これがホルモン分泌のサインです。

ここで出てくるのが、興奮系のホルモンであるアドレナリンです。アドレナリンは血糖値はもちろん、血圧や心拍も上げて覚醒させる働きがあります。

血糖値スパイクが起こりやすい人は、話し

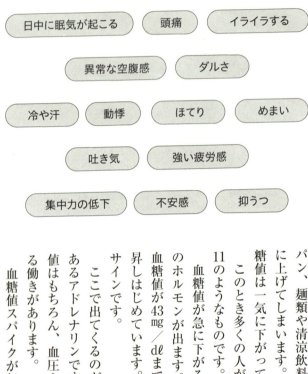

ているだけでわかることもあります。イライラしている、早口でまくし立てる、近寄りがたい雰囲気がある……。そんな人は、もしかしたら血糖値スパイクが起こっているのかもしれません。

また、前述した通り、血糖コントロール時に分泌されるコルチゾールの本来の仕事は、ストレスと戦うことです。甘いもののとりすぎでコルチゾールを無駄遣いすると、副腎に負担がかかりすぎてしまい、本当にストレスがかかったときにホルモンの出が悪くなることもあります。ここぞというときに踏ん張りが利かなくなるのです。

夜間低血糖は睡眠にも悪影響を及ぼす

ここまで血糖値スパイクについて説明してきましたが、このスパイクは寝ている間にも起こります。その結果起こるのが「夜間低血糖」です。

日中は目が覚めているため、血糖値が下がると空腹感を覚えたり集中力が散漫になったりとさまざまな兆候があらわれたとき、何かを口にすることができます。

しかし、寝ている間は食べることができません。それでも起きているときと同様にエネルギーを消費しますから、寝る前に食べた食事をエネルギーにして朝まで持続させる必要があります。

にもかかわらず、夕食をそうめんなど糖質の多いものだけですませたり、あるいは抜いたりしてしまうと、睡眠中にエネルギーを安定供給することが難しくなります。結果、血糖値はジェットコースターのように上がり下がりを繰り返すことになるのです。

そうして途中で目が覚めてしまったり、眠りが浅くなると、睡眠の質も下がります。「朝ダル」が起きるのも無理からぬことでしょう。

歯ぎしりする人は、夜間に〝戦闘モード〟になっている!?

「家族に歯ぎしりをしていると指摘されている」
「マウスピースをつけて寝ている」

こんな人たちの体のなかは、常にアドレナリンなどの興奮系ホルモンにさらされているかもしれません。

アドレナリンは血糖の下支えをしている一方、前述した通り、〝戦闘モード〟にスイッチを入れるホルモンでもあります。そのため、寝ている間中、体に力が入ってしまい、寝ても全然疲れがとれないと訴えることになります。抑うつ感を覚える人も少なくありません。

歯ぎしりに悩まされているという人は、「寝ている間、ずっとアドレナリンが出ているかもしれない」と考えてみてください。

マウスピースは、ボクシングなど戦いの場で用いるものでもあります。マウスピースをつけて眠るということは、睡眠中でありながら、いわば体は戦っている状態です。これでは疲れがとれるわけがありません。

睡眠は本来、体や脳を休めるためにあるものです。それなのに、かえって睡眠中に疲れることをしていることになります。血糖値スパイクを防ぐことで、体の〝戦闘モード〟を解除することが重要です。

「何を食べたか」で血糖値はこんなに変わる

ここに興味深い2つのデータがあります。

《図表12》46歳・男性（糖質制限歴5年）の血糖値の変化

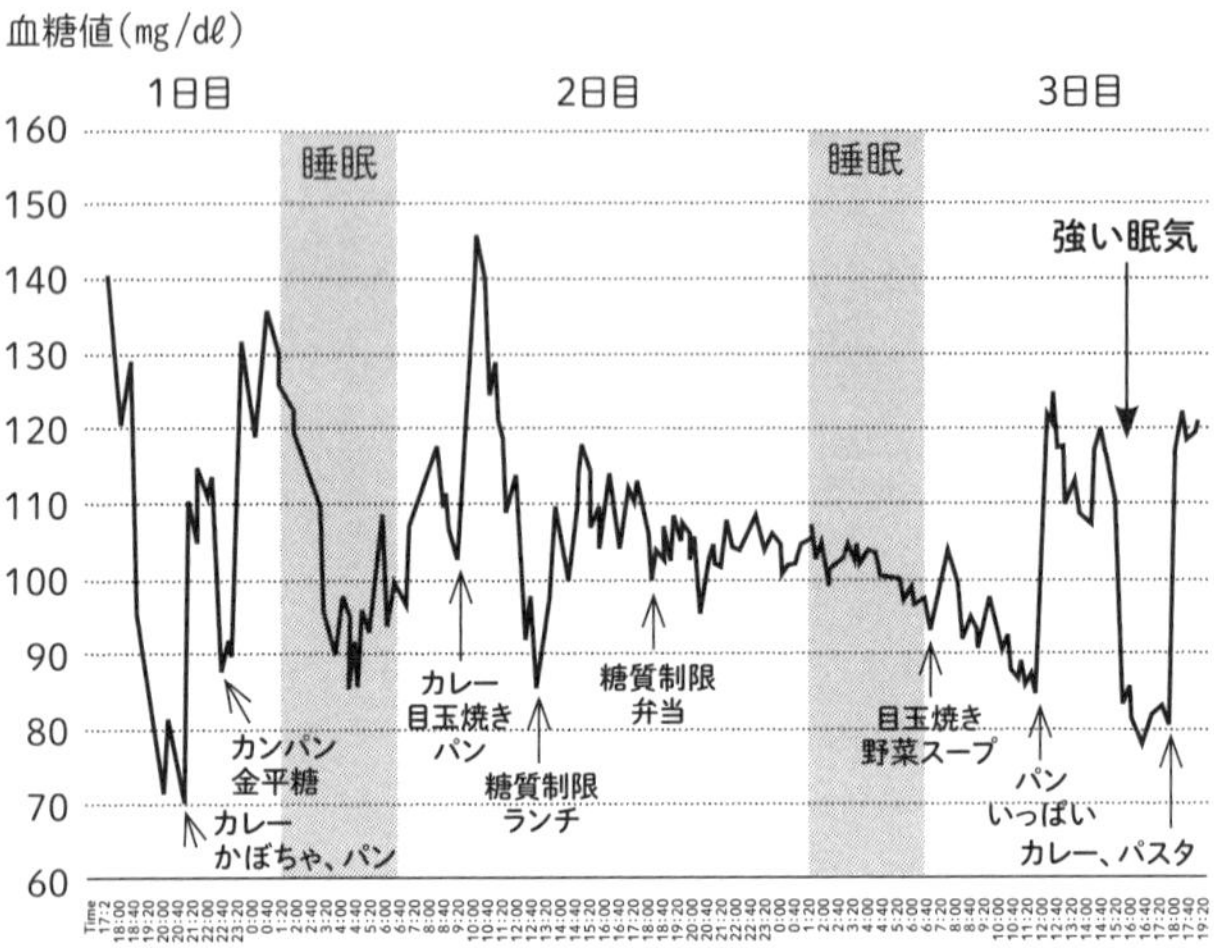

１つ目のデータは、46歳・男性のものです。2日間にわたる血糖値の推移をグラフにしたもので、グレーの部分が睡眠時間帯となります。

注目したいのが初日の夜から2日目にかけての血糖値と、その前に食べた夕食の血糖値の推移です。夕食時にカレーやかぼちゃ、パン、その後カンパンと金平糖《こんぺいとう》など、糖を多く含むものを食べていることで、血糖値が激しいスパイクを起こしています。

その夜まで引きずってしまい、深夜も再び大きく上がり下がりを繰り返しています。日中の血糖値スパイクが睡眠時に影響することがわかります。実際、眠りの質はよくありませんでした。

次に、2日目のランチから翌朝までの血糖値の推移をご覧ください。この日食べたのは、糖質制限ランチと糖質制限弁当です。日中に糖質をコントロールした食事をとることで、睡眠中の血糖値をフラットにさせることができています。翌朝の目覚めもクリアで快適でした。

種明かしをしてしまうと、実はこれは数年前に取った私自身のデータです。血糖値も正常で、普段から糖質制限を心掛けているにもかかわらず、糖質の多いものをとることによって、こんなにも血糖値の変動が起こることに、改めて驚きました。

空腹のあまり、夜中に目が覚めることも

2つ目のデータは31歳の女性のものです。

1日目の夜はキュウリ、インゲン、トマトの煮物と、糖質をコントロールした食事をとることで、夜間低血糖は起きていません。

しかし、翌日の乱高下のひどいこと。ランチでお弁当を食べたところ、血糖値が一気に急上昇しています。

《図表13》31歳・女性の血糖値の変化

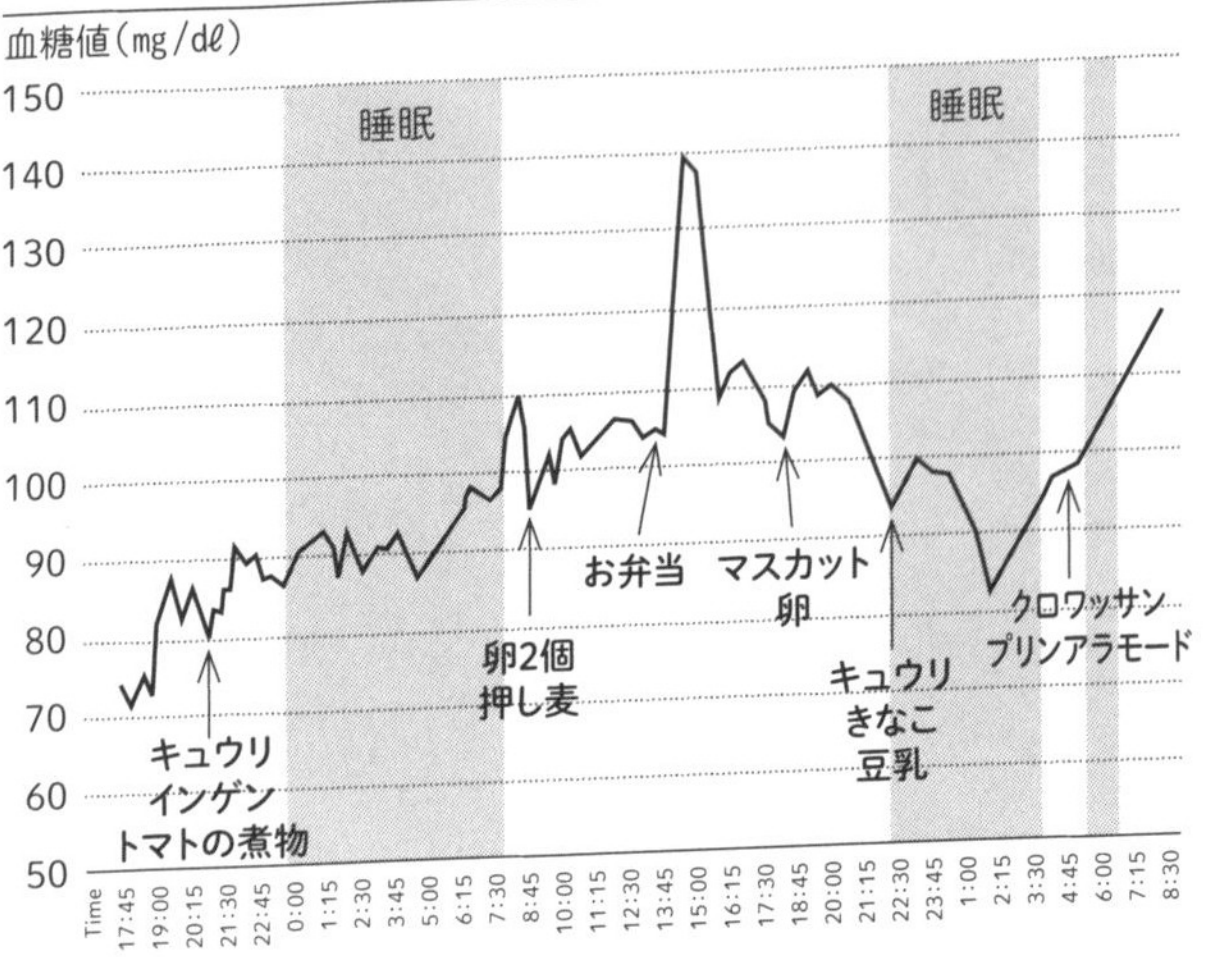

夕食はキュウリやきなこ、豆乳などをとり糖質を控えていますが、夜間には血糖値の乱高下が起きています。いったん血糖値が下がり、急に上がっていますが、これは血糖値を上げる作用があるアドレナリンが噴き出していることが予想できます。

眠っているにもかかわらず、体は〝戦闘モード〟ですから、緊張でガチガチです。これでは疲れをとるどころではありません。

夜中に空腹感で目を覚ましてしまった彼女は、冷蔵庫に向かい、プリンアラモード、クロワッサンを口にします。そうして血糖値が落ち着いたあと、再び眠りにつきます。

真夜中に夢遊病者のようにフラフラとキッチンに行き、一心不乱に何かを食べたあと、再びベッドへ――。「朝起きると、ベッドのまわりに食べた覚えのないお菓子の袋が散乱していてゾッとする。私は夢遊病ではないか」という悩みを打ち明ける患者さんもいます。この理由の1つに、血糖値の乱高下があるのです。

問題はインスリンが出すぎてしまうこと

ここまで読んだ人は、「血糖値が下がりすぎないようにしなくては」と思うかもしれません。しかし、改めてお伝えしたいのは、血糖値が下がること自体が問題なのではなく、**血糖値が「急降下」することが問題**だということです。

例えば、血糖値がちょっと低めといえる75㎎／dℓくらいの数値だったとしても、なだらかに下降しているのなら心配はいりません。

しかし、一般的に正常値といわれる80㎎／dℓくらいの数値だったとしても、その60分前の血糖値が200㎎／dℓ以上あり、そこから急降下している状態であれば問題です。

症状が出るか出ないかは、血糖値そのものよりもインスリンの量に比例します。つまり、いかに糖質の多いものをたくさん食べてインスリンを大量につくり出していたかが問題になってくるのです。というのも、インスリンによって交感神経が発動し、アドレナリンなどが分泌され、さまざまな症状があらわれるからです。

ここで注目したいのが午後の食事です。62ページの図表12のグラフを改めて観察してみましょう。

夕食時にカレーやかぼちゃ、パンを食べたところ、血糖値が大きく跳ね上がり、その反動で下がり、睡眠時も乱高下を繰り返しています。

一方で、2日目に糖質制限ランチを食べたところ血糖値の変動が小さくなり、夜も同じく糖質制限の食事をとることで睡眠中もゆっくり血糖が下がり、交感神経の緊張を起こさずにすんでいます。

このことからも、なるべくインスリンを分泌させないためには、午後から夜にかけて、どんなものを食べるかがカギを握っていることがおわかりいただけるでしょう。

糖尿病でない人にも血糖値スパイクが起きている

血糖値が高くなる病気としてよく知られているのが糖尿病です。そのため、血糖値スパイクや夜間低血糖といわれても、血糖値について医師から指摘されたことがない人、基準値内におさまっている人は「自分には関係ない」と思われるかもしれませんね。

しかし私がそうであったように、**血糖値スパイク、そして夜間低血糖は、糖尿病でない人にも起きる**のです。

ちなみに、糖尿病の診断基準は以下のようになっています（２０２２年版）。

①早朝空腹時血糖が１２６（mg／dℓ）以上
②75g糖負荷検査の2時間値が２００（mg／dℓ）以上
※75g糖負荷検査とは75gのブドウ糖を溶かした水を飲み、決まった時間に採血をして血糖とインスリンを計測する検査。
③随時血糖値が２００（mg／dℓ）以上
④ヘモグロビンA1c《エーワンシー》値が６・５％以上

①～③のいずれかと④の場合は「糖尿病」と診断されます。

①～④のいずれか1つの場合は「糖尿病型」と診断し、別の日に再検査を行い、再び「糖尿病型」とされた場合には糖尿病と診断されます。

今の日本の医療現場では、一般的に①と④が重要視されています。しかし、私は長年、これでは糖尿病を正しく診断することはできないのではないかと考えていました。

私のその考えを裏付ける論文が、2017年、権威ある世界5大医学雑誌の1つであるブリティッシュ・メディカル・ジャーナル（BMJ）に発表されました。

「従来の糖尿病の診断基準では、将来的な血管病変を防ぐことができない」

とするこの論文は、世界の医学界に大きなインパクトを与えました。

血管病変とは、糖尿病の合併症である腎症、網膜症《もうまくしょう》の原因となる初期の変化のことです。

血液中の糖は多すぎると血管を傷つけます。高血糖の状態が続くと常に激しいダメージにさらされて動脈硬化を起こしやすくなるほか、各臓器の機能が低下しやすくなります。

糖尿病において「将来的な血管病変」が続くと、合併症のリスクが高まります。

糖尿病の三大合併症としては、

①腎機能が低下し、人工透析などの必要が出てくる糖尿病腎症

②失明のリスクが高まる糖尿病網膜症
③足が壊疽《えそ》し切断のリスクが高まる糖尿病神経障害

の3つが知られており、どれも日常生活が大きく制限される恐ろしい病気です。目、腎臓、手足など三大合併症が関わる臓器はどこも細い血管が集まっていることから も、血管が傷つくことがイメージしやすいのではないでしょうか。しかも血糖値がどんなに上がってもわからないこと、自覚症状がないことが、この病気をますます厄介《やっかい》なものにしています。

BMJの論文では、「一般的な診断基準で用いられている空腹時血糖とヘモグロビンA1cの2つを用いた判断は不正確であり、糖尿病患者の減少にはつながらない」としています。

空腹時血糖は、採血をしたときに体内に存在したブドウ糖の量であり、いわば1日のうちのある瞬間を切り取った「点」ともいえます。

一方で合併症を左右するのは1日のなかの血糖値の変動の大きさです。今、この瞬間の血糖値が高いか低いかではなく、いかに血糖値の変動をおだやかに狭い範囲にコントロールするかが血管病変を防ぐ重要なポイントなのです。

甘いものを多く食べると血糖値スパイクを起こし、上昇や下降を繰り返します。どんなに空腹時血糖値が基準値におさまっていたとしても、採血後に甘いものを食べた場合に血糖値がどう推移するのかは、この数字だけではわかりません。論文では、血糖値の推移、つまり「線」で見ていくことが臨床的に重要である、と断じているのです。

血糖値を正しく評価する方法

ヘモグロビンA1cが頻繁に臨床で使われることについても、私は疑問を感じます。

ヘモグロビンA1cとは、過去1～2カ月の血糖値の平均レベルを反映する指標です。赤血球のなかにあるヘモグロビンは、通常、酸素を全身に運び、細胞でエネルギーを生み出す際に使われます。

ヘモグロビンに糖がくっついたものこそがヘモグロビンA1cであり、この状態になると酸素を運ぶ機能は失われます。6・5%なら、全ヘモグロビンのうち6・5%が酸素を運べないということになり、全身の機能が低下する、例えばダルさを引き起こすことは想像に難くないでしょう。

前章でお示しした通り、血糖値は甘いものを食べたあと、すぐにスパイクを起こすため、コントロールするにあたっては早めの対処がカギとなります。にもかかわらず、ヘモグロビンA1cは1～2カ月前の血糖値の平均しかわかりません。つまり、食後に短時間だけ血糖が急上昇する血糖値スパイクの状態を把握しにくいのです。

このほか、体調や薬、食べ物などあらゆる要素の影響を受けやすいのも、この指標が使いにくい理由に挙げられます。

血糖値スパイクを一発で見破る検査項目「1・5-AG」

今の日本の医療現場では、空腹時血糖や、血糖値の平均を示すヘモグロビンA1cが上昇しているとき、糖尿病と診断されます。ところが、糖尿病の診断基準を満たさないときでも、食後一時的に血糖値が上昇する血糖値スパイクが起きていることは、ここまで述べてきた通りです。

しかし、ある検査項目を追加すると、空腹時の採血でも血糖値スパイクの有無を調べることができるのです。それが**「1・5-AG」**（1・5-アンヒドログルシトール）です。

1・5-AGは野菜や穀物、糖などに含まれる物質であり、高血糖になると尿中に排出されるため、血液中の濃度が下がります。つまり、1・5-AGが低いほど血糖値スパイクが起こっていると推測できるのです。空腹時血糖やヘモグロビンA1cで評価しづらい数日以内の食後高血糖の有無を反映するデータとして、とても有効です。

実はこの検査方法は日本で開発された検査指標であり、すでに健康保険でも認められています。最近では、アメリカやヨーロッパでも承認されました。

ただし、1つ問題があります。日本の場合、**その診断基準が甘すぎる**のです。

私は、数年前に開かれた人間ドックや健康診断を扱う学会で、血液検査項目に1・5-AGを加えることによって、糖尿病と診断されていなくても血糖値スパイクを含む血糖乱高下が見つけられることを発表しました。そのうえで、たとえ1・5-AGを測定しても、従来の基準範囲では初期の血糖値スパイクを見逃してしまう危険性があると話したのです。

講演後、1人の初老の紳士が近づいてきて話しかけてくれました。その方は、なんと1・5-AGの測定原理を実用化するために尽力された研究者だったのです。そしてその方も、通常の基準範囲では見落としがあることに同意してくれました。自らが研究してきた検査項目を取り上げ、その重要性について講演したためか、嬉しそうに握手をしてくれたのが印象的でした。

今の日本の通常の医療では、ガイドラインが金科玉条のように扱われ、それに沿わないと認められることがありません。オーソモレキュラー栄養療法を頭から否定されてきた私は、その初老の紳士に強いシンパシーを感じました。

血糖値スパイクが起きているのに、健康診断などでは見逃され、さらなる不調や糖尿病などにつながる人を減らすために、1・5-AGの基準値を見直し、広く活用されることを願っています。

糖尿病患者の半数は不眠に悩んでいる

ここまで血糖値スパイクや夜間低血糖が起こることで睡眠に悪影響を与え、「朝ダル」につながるとお伝えしてきました。

前にも触れたように、血糖値の調節がうまくいかない状態が糖尿病です。ということは、糖尿病の人は睡眠の質がよくないのではないかと推測されます。

実際、日本内科学会の調べによると、不眠症を抱える人の割合は、健常者が23・8％なのに対し、なんと糖尿病の患者さんは約47・4％と2倍になっています。

睡眠中にしばしば呼吸が止まってしまう睡眠時無呼吸症候群についても、健常者が約10％なのに対し、糖尿病の患者さんは約30％と3倍となっています。

4人に1人は糖尿病になるといわれています。血糖値を意識して食事を見直していくことは、「朝ダル」はもちろん、将来の糖尿病のリスクを下げることにもつながるのです。

血糖値スパイクは認知症のリスクも上げる

高血糖状態の何が怖いのかというと、**糖が血管の内膜を傷つけ、血管病変を引き起こす**ことです。その結果、さまざまな病気のリスクが跳ね上がることは、先にお伝えした通りです。

そのため血糖値スパイクは、血管そのもののトラブルだけでなく、酸化ストレスの増大、不眠やうつ、イライラ、過食といったメンタル症状、動悸《どうき》、発汗、めまい、頭痛といった自律神経に関わる症状、ニキビやアトピーなど、さまざまな病気や不調を引き起こします。

最近では認知症との関連も指摘されています。

ここで注目したいのが、**酸化ストレスの増大**です。

酸化とは、細胞を傷つける活性酸素が細胞にダメージを与える反応、つまりサビつかせることです。そして活性酸素とは、あらゆる細胞を傷つける有害な物質であり、諸悪の根源といってもいいほど厄介な存在です。紫外線やストレス、暴飲暴食、激しい運動など日常のあらゆるところで発生します。

もちろん、体は活性酸素の暴挙に手をこまねいて見ているわけではなく、酵素などが活躍し、活性酸素を消去していきます。しかし、これらの酵素は年齢とともに減っていくため、活性酸素を消去する力も落ちていきます。消しきれなかった活性酸素が細胞を傷つけまくり、機能を失った結果が**「老化」**なのです。

活性酸素は多くの酵素によって消去されますが、食材に含まれるビタミンCやビタミンE、カロテノイドなども活性酸素を消去してくれます。さらに、もともと私たちの体でつくられる尿酸も、活性酸素を強力に消去してくれます。

尿酸は血液検査で測定されますが、高値になると痛風の原因になるとされ、一般的には低いほうがいいとされています。しかし、実は尿酸が高い状態とは、活性酸素が多くストレスがかかっている状況にあることを示すサインなのです。

見方を変えると、飲酒やストレスなどでも尿酸値が上昇しないのは、活性酸素を減らすことができていないということです。また、日頃から尿酸値が低い場合には、血管のトラブルが起こりやすいことも知られています。

たんぱく質の機能を低下させる「糖化」も関係

血糖値スパイクの問題はまだあります。それが「**糖化**」です。

糖化とは、体内で余った糖がたんぱく質と結びつき、変性が起こることで、老化物質・AGEs《エイジズ》（終末糖化産物）がつくり出される反応をいいます。

そして体内で余った糖があるということは、血糖値スパイクが起きた状態であることを意味します。

糖化の説明でよくたとえに出るのが、ホットケーキです。フライパンにホットケーキの生地を流してゆっくり加熱すると、生地はきつね色に変わります。これが糖化反応です。食欲をそそるパンやステーキの焼き色も同じです。

ホットケーキ生地には、卵や牛乳に含まれるたんぱく質と、小麦粉や砂糖に含まれる糖質が混ざっています。加熱されて変色し、きつね色になった部分が、糖化した物質AGEsです。これと同じことが体内でも起こっており、体のコゲとも呼ばれるゆえんです。

調理の世界ではメイラード反応とも呼ばれ、「おいしさの秘密」と謳われていますが、健康面から考えると、あまり歓迎すべきことではないのが本当のところです。

体内が糖化すると何が起こるのでしょうか。わかりやすいところでいえば、肌のたるみやシミ、シワなどが起こりやすくなります。肌の黄ばみも糖化が原因です。甘いもの好きの女性にとってはドキッとする話ではないでしょうか。

それだけではありません。**骨に起これば骨質の低下や骨粗鬆症《こつそしょうしょう》、血管に起これば動脈硬化、目なら白内障**と、糖化は体の至るところで起こります。さらに**脳に起これば認知症を引き起こす原因**となります。

特に影響を受けやすいのが、**コラーゲンを多く含む組織**です。実はコラーゲンは全身のたんぱく質の3割を占めており、至るところに存在します。なかでも前述した皮膚をはじめ、腱《けん》や軟骨、血管壁、歯周組織がダメージを受けやすくなります。

年齢を重ねると、変形性膝関節症などをはじめ、関節まわりにトラブルを抱える人が増えていきますが、私は理由の1つには甘いものの食べすぎも深く関係していると推測しています。

また、最近では骨量は減っていないのに骨折をしてしまうケースが注目されています。骨といえばカルシウムを思い浮かべる人が多いでしょうが、実はその中身はコラーゲンでできているため、糖化すると骨のしなやかさが失われてしまいます。実際、骨折しやすい人にはAGEsの一種であるペントシジンが多いことがわかっています。

困ったことに、一度糖化してAGEsが増えた組織は、元に戻すことができません。これは私たちの体の機能が落ちることを意味しています。どんなに運動して体を鍛えても、どんなに栄養たっぷりのものを食べても、糖化があることで、いい習慣も効果を発揮できないのです。

ちなみに、**果物や清涼飲料水に多い果糖は、ブドウ糖に比べて糖化のリスクが10倍以上も上がる**ことがわかっています。とりすぎには注意が必要です。

糖化は「体のサビ」も引き起こす

糖化の恐ろしさはそれだけではありません。糖化は先ほど述べた「酸化」も引き起こしてしまいます。

糖化によりAGEsが体内で増えると、細胞はもちろん、ホルモンなど、ありとあらゆるものが被害を受けます。

それは活性酸素を消去する酵素も例外ではありません。その結果、抗酸化力が低下してしまうのです。加えて、AGEs自体も酸化をつくり出す原因物質になります。

糖化と酸化のダブルパンチにより、筋肉をはじめとする細胞が変性したり破壊されることで何が起こるか――それはダルさを加速させることです。結果、糖化によって「朝ダル」が起こりやすくなります。

そのためには、血糖値スパイクを起こさない食生活を送ることはもちろん、糖化を防ぐ食材や栄養素を取り入れるのもいいでしょう。

ショウガ、シナモン、クミン、黒コショウ、バジルといったハーブやスパイス類、お茶(カテキン)、オリーブオイル(オレウロペイン)などのポリフェノール類には、抗酸化作用があります。こうした食材を毎日の食卓に取り入れるのもいいでしょう。

睡眠の本来の目的とは

疲れをとるのに重要な位置を占めるのが睡眠です。その目的を考えてみましょう。

第一に挙げられるのは、その日に消耗した体の組織の修復を行うことです。私たちは日中、さまざまな活動をしています。ストレスを感じることで体内の活性酸素によって細胞が傷つけられたり、走り回ることで筋肉が傷ついたり……細胞が傷つき壊れることは老化であり、ひいては死を意味します。

最近では、睡眠によってアミロイドβという脳のゴミが排出されることもよく知られるようになってきました。

疲労状態をリセットすることは、翌日のパフォーマンスを上げるために重要であり、そのためには睡眠が必要なのです。

睡眠にはノンレム睡眠、レム睡眠の2つがあります。私たちはこの2つを交互に繰り返して目覚めに向かっていきます。

ノンレム睡眠は深い眠りの状態で、睡眠の前半から後半にかけて、深い状態から徐々

《図表14》良好な睡眠と睡眠トラブルがある場合

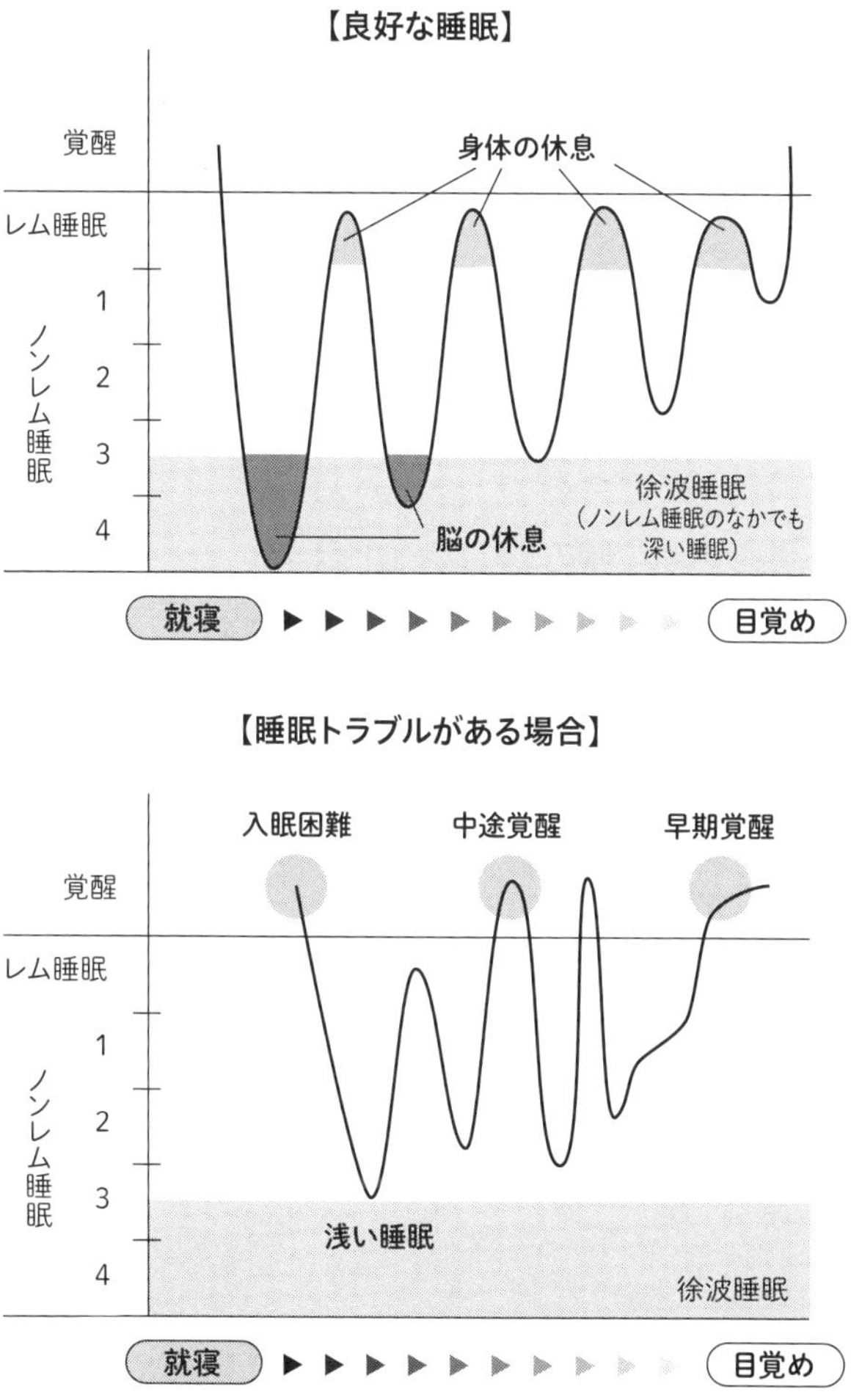

寝入りばなのノンレム睡眠を深くすることが
睡眠時間と質の確保に重要。

に浅くなっていきます。

真夜中に起こる深いノンレム睡眠状態では、日中に学んだ情報や経験を脳に刻み込ませたり、ストレスや不快な記憶を消す働きがあります。

朝方になり、浅めのノンレム睡眠状態になっているときは、自転車を漕《こ》ぐ、楽器を演奏するなど「体で覚えるスキル」を脳に記憶させます。また、新しい記憶と古い記憶を統合させる役割もあります。例えば、一昨日買ってきたプリンは昨日食べている、といったように、同じトピックにおける記憶の統合を行っています。

一方、レム睡眠は浅い眠りの状態です。夢を見ていることが多く、脳が活発に動いています。

ノンレム睡眠中は、成長ホルモンが多く分泌されています。成長ホルモンは、体の成長や修復、老廃物の排出など、体のリセットのために重要な役割を果たします。とくに入眠後すぐの3時間に最も多く分泌され、体組織の修復作業を行います。ちなみに、レム睡眠中は成長ホルモンの分泌が少なくなります。

加えて疲れをしっかりとるためのポイントとなるのが、睡眠時に体が必要な栄養素で満たされていることです。せっかく成長ホルモンが分泌されたとしても、修復に必要な材料、つまり栄養素がないと意味がありません。

まとめると、疲れをとるためには、

- **成長ホルモンがきちんと分泌される状況をつくること**
- **修復に必要な栄養素で体が満たされていること**

が重要だということになります。

しかし、寝入りばなの3時間の成長ホルモンの分泌を邪魔するものがあります。それが夜間低血糖です。

血糖値の乱れにより、深い眠りに入れないと、成長ホルモンが分泌されず、疲れがとれないまま朝を迎えてしまいます。それが「朝ダル」をもたらしてしまうのです。

3章

「糖質の関所」肝臓と疲れの関係

――エネルギー源としての糖の仕組み

食事でとった糖質の行き先

体は常に血糖値を一定にしようと自動的にコントロールしていることは、すでにお話しした通りです。

特に睡眠中は、血糖値が下がっても糖を補給することができないため、自動バックアップ機能によって調整を行っています。

こんなとき、体はどこから糖を持ってくるのでしょうか。

それが**肝臓**です。肝臓といえば「アルコールを分解する場所」というイメージを持つ人が大半でしょうが、実は多くの仕事を一手に引き受けているのです。

肝臓は人間の体で最も大きい臓器であり、成人で1・2kgほど。赤くツルツルした、豚や鶏のレバーと同じような見た目をしています。スポンジのように血液を多く蓄える臓器でもあります。

肝臓のおもな働きは以下の通りです。

①たんぱく質や糖質をつくる
②糖や脂を貯蔵する
③アルコールをはじめとする有害物質の解毒《げどく》をする
④脂の消化に使われる胆汁をつくり、分泌する

本書では、とくに血糖値スパイクに関連する①と②にフォーカスし、肝臓における糖の流れを説明していきましょう。

肝臓は糖の保管場所

血糖値に注目したとき、**肝臓の役割は糖の出し入れを行う〝関所〟**と考えるとわかりやすいでしょう。

ごはんやおやつ、果物には糖が多く含まれています。糖とひと口にいっても、ブドウ糖(グルコース)、果糖、オリゴ糖などさまざまな種類があります。一番小さいものがブドウ糖と果糖です。そのため、腸からはおもにブドウ糖と果糖として吸収していきます。

吸収された糖は、門脈《もんみゃく》を通って肝臓にたどり着きます。門脈とは胃、小腸、大腸など消化器から肝臓につながる静脈のことです。腸から続く門脈には、栄養たっぷりの血液が流れているのです。

肝臓にたどり着いた糖は、房のようにたくさんくっついた状態（グリコーゲン）で貯蔵されます。

ただし、貯蔵できる量には限りがあります。肝臓の貯蔵場所がいっぱいになり、それでも血液中にまだ糖が余っている場合、再び糖は血液とともに全身を巡ります。これが前章で述べた血糖というわけです。

高血糖状態のときにはインスリンが分泌され、おもに全身の**筋肉**に糖を取り込むことで血糖値を下げます。筋肉量には個人差があるため、人によって取り込める糖の量には違いがあります。

糖が筋肉に入りきらないと、余った糖は**脂肪**に変えられて貯蔵されます。脂肪の貯蔵スペースは肝臓や筋肉と比較して膨大であることは、皆さんもよくご存じですよね。糖質のとりすぎで太るのは、体内で糖が脂肪に変わり、それが蓄積されることが大きな理由であるため、近年注目されるようになった、糖質の摂取を減らす「糖質制限ダイエット」で脂肪を減らすことが可能になるのです。

糖が足りなくなったときは〝ストック〟が使われる

糖は時間を追うごとに、全身の細胞でエネルギー源として使われていくため、血糖値が下がっていきます。

食後数時間経つと、集中力がなくなる、小腹がすいた感覚がある、甘いものが食べたくなる……これはまさに血糖値が下がっている兆候、いうなれば「エネルギーが足りないよ」と体が訴えているサインです。そこで体は血糖値を一定レベルに戻すため、アドレナリンやコルチゾール、グルカゴンなどを放出し、血糖値を上げるよう働きかけます。

ホルモンは、まず肝臓にある糖のストックを取り出して血糖値を保とうとします。肝臓にストックできる量はおよそ100g、400kcal分。時間に換算すると長くて5〜6時間ぐらいとなります。この時間帯に筋肉を使う活動をしているときには、そのエネルギー源は筋肉に蓄えられた糖質を利用し、肝臓に蓄えられた糖質は無駄に使わないようにしています。

このように、「肝臓」と「筋肉」では糖をストックしています。そして、夜間など食事が入ってこない間に血糖値を安定させるには、いかにこのストックがあるかが重要なのです。

脂肪肝は糖質切れになりやすい

肝臓に糖が貯蔵されると述べましたが、その貯蔵量は肝臓の状態に左右されます。肝臓にトラブルがあると糖の貯蔵量が減るため、血糖値スパイクが起こりやすくなってしまうのです。

肝臓のトラブルとして代表的なものが**「脂肪肝」**であり、その名の通り、肝細胞に脂肪が蓄積された状態を指します。肝臓は糖だけでなく、余った糖を脂肪に変えて蓄えています。このとき脂肪が多く貯蔵されていると、その分、糖が入るスペースが狭くなります。

脂肪肝の状態で血糖値が下がると、肝臓のストックから回せる糖が少ないため、すぐに糖質切れになってしまいます。脂肪肝が進行すると肝硬変になりますが、低血糖が多いのは肝硬変患者さんの特徴ともいえます。

脂肪肝は男性で3人に1人、女性では5人に1人という割合で存在する、よくある病気の1つです。お酒をよく飲む人やぽっちゃりとした人に多いイメージですが、実際はお酒をまったく飲まない人や、華奢《きゃしゃ》な女性も多くいます。痛みなどの自覚症状がほとんどないため日常生活には支障はありませんが、そのままにしておくと肝がんになることも多い、実は恐ろしい病気でもあります。

特に気をつけていただきたいのが、果物をたくさん食べている人です。なぜなら、果物に多い果糖は肝臓に脂肪として蓄積しやすく、脂肪肝になりやすいからです。さらに果物にはブドウ糖も多いので、血糖値が上がりやすくなります。

果物はビタミンや食物繊維が多いのですが、同時に糖質のとりすぎになることがあります。特に最近のフルーツは品種改良が進み、甘くておいしいものが多いだけに、つい食べすぎてしまう、やめられないという話もよく聞きます。

果物にはビタミンやミネラルが含まれているため、体にいいと思われるかもしれませんが、実は果物の摂取はデメリットが大きいと私は考えています。「朝はバナナを習慣にしている」「毎食、果物を食べている」という人は、改めて毎日の睡眠の質を振り返ってみましょう。

よく「果汁100%のジュースは体にいいですか？」と聞かれますが、液状の糖は血糖値を急上昇させやすく、果糖による影響もあるため、おすすめしていません。野菜ジュースも同様です。飲みやすくするために果汁をブレンドしていることも多いからです。

また、果糖はブドウ糖よりも甘味が強く安価につくることができるため、多くの食品に利用されています。食品の原材料に「果糖ブドウ糖液糖」と記載されたり、「コーンシロップ」と書かれることもあります。この場合、甘味料として砂糖を使っていないため、パッケージには「砂糖不使用」などと書かれていることもあり、一見、健康によさそうだと思うかもしれません。

ところが、トウモロコシを原材料に工業的につくられるこれらの異性化糖には、果糖が多く含まれ、脂肪がより盛んに合成されることになります。確かに、果糖は血糖値を上げないのですが、脂肪合成を促進し、さらにブドウ糖よりも糖化反応が強いことから、欧米では果糖の摂取制限について本格的に議論されはじめています。

肝機能の良しあしは、睡眠改善のいわば盲点。カフェインを控えたり、寝る前のスマホを制限するなど、さまざまな不眠対策を講じても変わらないという人は、直近の健康診断の結果を見直して、脂肪肝を指摘されていないか確認してみてください。

筋肉量を増やせば、糖の保管量も増える

もう1つ、血糖値の安定に欠かせないのが筋肉です。筋肉もまた、糖の貯蔵庫だからです。

筋肉量には個人差があると述べましたが、筋肉量が多い人ほど糖の貯蔵場所が多くなります。そのため、運動している人ほど血糖値は安定しやすいともいえます。

逆に、小食かつ筋肉量が少ない人は、夕食時から翌日の朝食時まで食事の間隔が10時間以上あると考えた場合、睡眠中に糖が枯渇してしまう可能性があります。それが「朝ダル」の引き金になってしまうのです。

一時期、大ブームとなった「糖質制限ダイエット」を試したことがある人は多いでしょう。なかにはスルッと体重が落ちて大喜びしている人がいる傍らで、「体調が悪くなってやめた」という人もいるのではないでしょうか。

実は、糖質制限ダイエットが成功するか否かは、筋肉に糖がストックできるかどうかに

かかっています。

ごはんやおやつの量を制限すると、当然、糖が入ってくる量が減るため、血糖値は下がりやすくなります。このとき肝臓から糖が放出されますが、同時に筋肉に十分な量の糖が貯蔵されていれば、筋肉の活動によって消費されるブドウ糖を血液中から供給しなくてすむため、血糖値が下がりにくくなります。

ところが、筋肉量が少ない人が午後に体を動かしていると、その筋肉活動のために血液中のブドウ糖が動員され、動悸やダルさなど不調が出やすくなるのです。女性は男性に比べて筋肉量が少ないため、糖質制限ダイエットの難易度は高くなるといえるでしょう。

スポーツをしている人は「カーボローディング」という言葉を聞いたことがあるかもしれません。これは、試合直前に穀物や糖質をひたすら食べることで、筋肉や肝臓の糖ストックを満タンにし、本番でバテないように備えるという手法です。

確かにこの方法は、本番でのパフォーマンスによい影響を及ぼすかもしれませんが、アスリートそれぞれの血糖調節機能にかなり左右されるため、効果は人によって変わってきます。瞬発力を競う種目ならまだしも、長時間戦い抜くような種目には向いていないのではないか、それなら糖よりも高エネルギーな脂質を上手に使える状況をつくり出したほうが、高レベルのパフォーマンスが持続できるのではないか、というのが私の考えです。

筋肉からも糖をつくり出すことができる

ここまで、肝臓と筋肉のストックから糖を取り出す仕組みについてお話ししてきました。重要なエネルギー源である糖が枯渇することは、体にとっては一大事です。そこで体にはさらなるエネルギーのバックアップ機能が備わっています。

それが筋肉にあるたんぱく質を糖につくり変える仕組みです。

アドレナリンなどの働きによって筋肉にあるたんぱく質が分解されると、血流に乗って肝臓に届けられます。そして肝臓で糖につくり変えられ、血糖値を上げる材料となるのです。これを**「糖新生《とうしんせい》」**といいます。

山で遭難して長期間飲まず食わずの人が助かったというニュースを聞くことがありますが、それはこのような糖を自前でつくる仕組みがあるからです。

ちなみに、たんぱく質から糖への変換作業にも、もちろん栄養が必要です。それがビタミンB6、そしてナイアシンです。これらは肉や魚などのたんぱく食材に多く含まれますが、飲酒や甘いもののとりすぎで大量に消費されてしまうので注意が必要です。

そのほかに、スポーツ時に増える疲労物質・乳酸も、同じく糖の材料となります。

筋肉が少ない人や日頃から運動をしていない人は、「朝ダル」を起こしやすいといえるでしょう。

脳のエネルギーは「砂糖だけ」ではなかった！

肝臓や筋肉から糖を取り出したり、筋肉のたんぱく質を糖に変換したり――なぜ、体はそこまでして糖をほしがるのでしょうか。

前にも述べたように、体の三大エネルギー源は、糖質（厳密には炭水化物）、たんぱく質、脂質ですから、糖がないなら、そのほかのエネルギー源を使えばいいと思うかもしれません。しかし、どうしても糖がほしくなるには理由があるのです。

まず、私たちの体中に酸素を運ぶ役割をしている赤血球は、ブドウ糖しかエネルギー源として利用できません。さらに糖は、脳の主要なエネルギーとしても使われます。

かつて「砂糖は脳のエネルギー」と喧伝《けんでん》されていたことがありました。砂糖、つまり糖が脳のエネルギーになるというのは間違いではありません。しかし、脳にとって糖質は主要なエネルギー源ですが、「唯一」ではありません。脳が糖以外に使えるエネルギー源、それが**「ケトン体」**です。

ケトン体は脂質（脂肪酸）をもとに、肝臓でつくられます。こうしてつくられたケトン体は、肝臓を除いたほぼ全身でエネルギーとして使うことができます。

そして、**ケトン体こそが「朝ダル」改善の救世主**なのです。

脂質からつくられるエネルギー「ケトン体」

ケトン体について説明する前に、まずはエネルギーの大原則を押さえておきましょう。

- 栄養素のなかでエネルギーとして使えるのは、たんぱく質、糖質、脂質の3種類
- 3つのエネルギーのうち、糖質が優先的に使われる
- エネルギーが切れることは体にとって緊急事態であるため、エネルギーの供給は生命活動のすべてにおいて優先される

寝ている間に血糖値が下がったとき、下がりすぎて低血糖にならないように、交感神経が優位になります。それによってアドレナリンの分泌が促されると、肝臓に貯蔵されている糖が放出されたり、筋肉にあるたんぱく質を糖に変えることで、血糖値を維持して低血糖になることを防ぎます。

しかし、肝臓や筋肉に貯蔵されている糖が空っぽになってしまったとき、筋肉をひたすら分解するだけで血糖値を保つのは無理があります。そもそも、たんぱく質の本来の仕事は体の材料になることであり、エネルギーになることではありません。

そこで使われるのが脂質です。アドレナリンは血糖値を上げるとともに、体内の中性脂肪を分解して脂肪酸という形にし、エネルギーとして使います。糖は1gあたり4㎉なのに対し、脂は9㎉と倍以上。効率のよいエネルギー源であることがおわかりいただけるでしょう。

加えて、脂質を貯蔵する脂肪細胞は大きな組織でもあります。

例えば体重60kg、体脂肪率20%の男性の場合、肝臓や筋肉にストックできる糖の量が約1520㎉なのに対し、脂肪はなんと約86400㎉と60倍ものエネルギー量を蓄えるこ

《図表15》体のエネルギー「糖」と「ケトン体」がつくられる仕組み

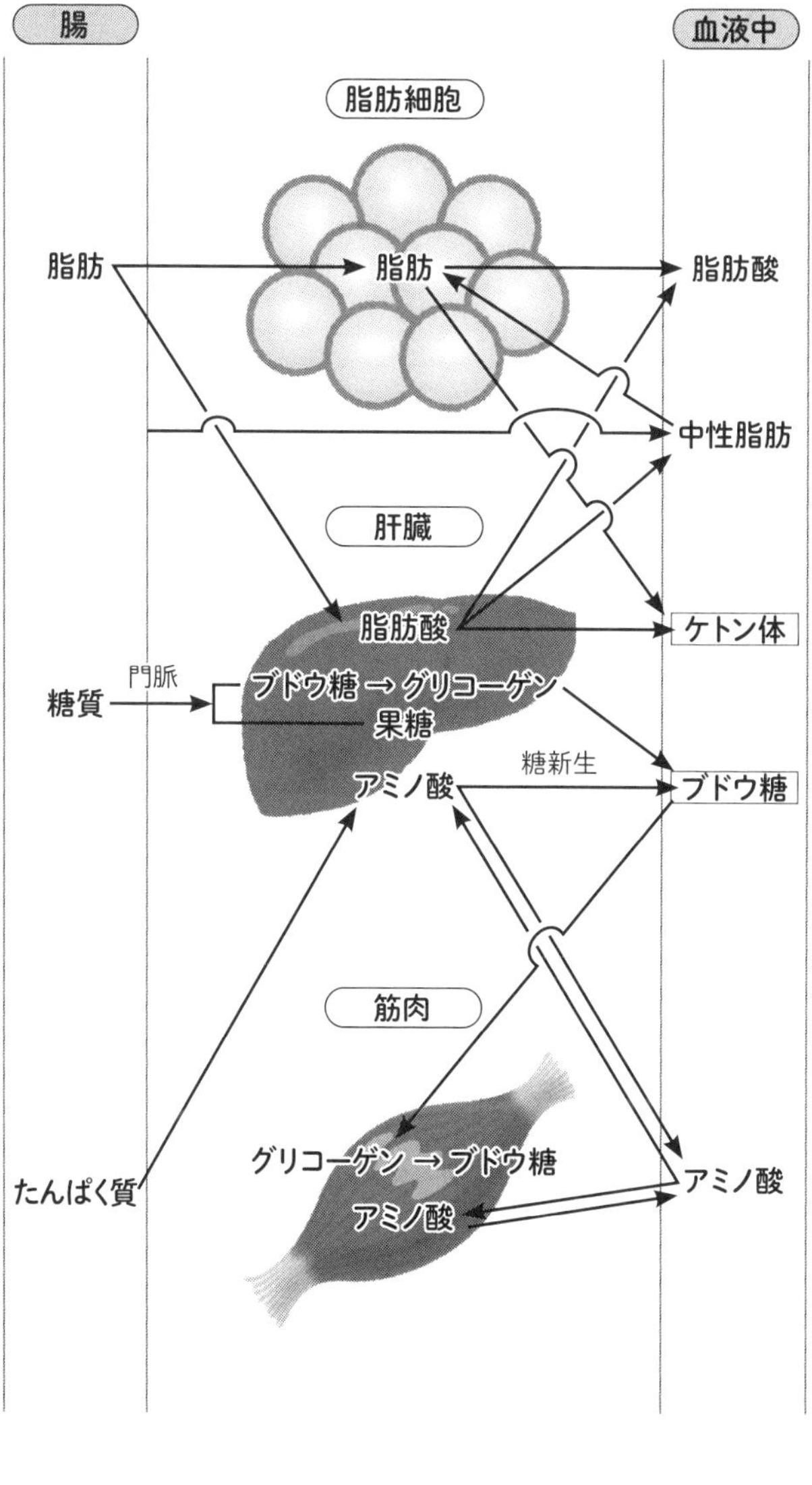

とができます。さらに、脂肪は脂肪細胞が大きくなることで、どんどん貯蔵することができるのです。

ここで問題なのが、エネルギー源に脂肪酸を使えない臓器が存在することです。その1つが脳。ただし、**脂質をもとにつくられるケトン体なら、脳はエネルギーとして使用することができる**のです。

糖がなくなったとき、脂質からケトン体をつくり出せるようになれば、血糖値がどんなに下がってもエネルギーの供給が途絶えることはありません。そのため、血糖値スパイクが起こらず、交感神経が優位になることもないので、疲れやダルさ、イライラといった不調も出てきません。インスリンやアドレナリンなどの血糖調節に関係するホルモンの出番もないので、こうしたホルモンの節約にもつながります。まさにいいことづくめです。

糖が入ってこない間のバックアップ機能がある

ここまで、「朝ダル」の原因は夜間の血糖値スパイクと、その後の夜間低血糖が原因だとお話ししてきました。そのきっかけは、食事を通してエネルギーである糖が入ってこな

《図表16》血糖値とケトン体の変化

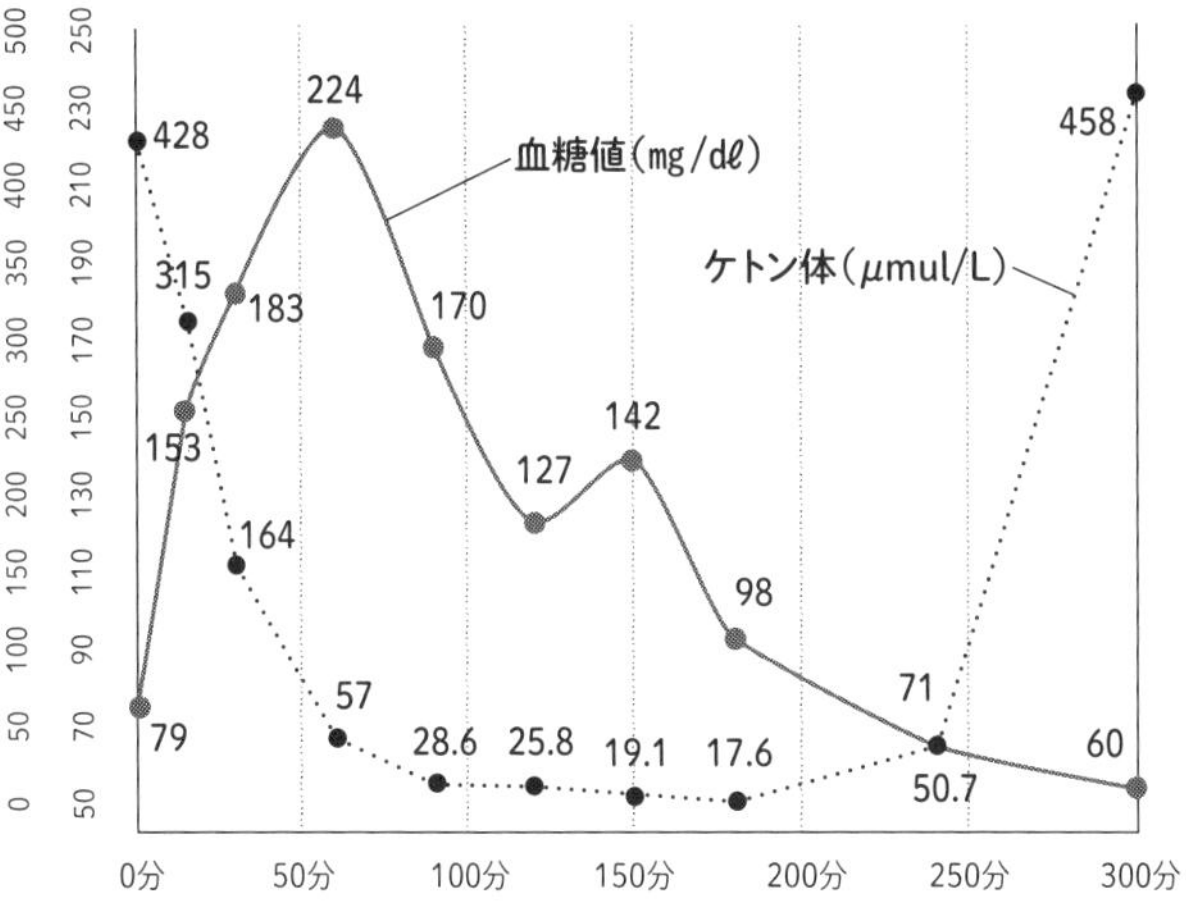

い夜間に糖新生が追いつかず、交感神経が優位になることです。

しかし、なかには低血糖状態になっても交感神経が穏やかに作用し、睡眠のトラブルが起こらない人がいることがわかってきました。

このような人は**「ケトン体」がうまく使えている**のです。

血糖値が下がったときにスムーズにケトン体が出てくることで、体内で糖からケトン体へとエネルギーが切り替わります。そのため、血糖値が下がっても集中力が続きますし、イライラすることも、甘いものを欲することもありません。

図表16のグラフは、31歳・女性の5時間糖負荷検査のデータです。―が血糖値、…がケ

トン体の量を示しています。

被験者にブドウ糖75gを摂取してもらったところ、血糖値は一気に224㎎／dℓまで上昇しました。そこから時間が経つにつれて下がり、250分後には71㎎／dℓまで下降しました。

しかし、ここで一気にケトン体にスイッチが切り替わります。ケトン体の量が一気に跳ね上がり、メインのエネルギー源として使われはじめるため、血糖値が低くてもエネルギーをキープすることができています。このように、エネルギーの切り替えができていれば、不調が出ることはありません。

糖から脂肪へ、エネルギー源のスイッチを切り替える

ケトン体とは、人間に本来備わった、血糖値が下がってもエネルギーが枯渇しないための仕組みといえます。この機能がしっかり働き、糖がなくても脂質を使えるようにエネルギーの切り替えができれば、睡眠中に夜間低血糖が起きても、その影響を受けることなくぐっすり眠ることができます。当然、「朝ダル」が起こることもありません。

ところが、普段の食事が糖質に偏っていると、このスイッチをスムーズに切り替えることができません。

朝はパンとコーヒー、昼はパスタ、おやつにチョコレート、夜はラーメン……患者さんにも、こういった食事をしている人はとても多いのです。

街に出ればパン屋さんやカフェ、ラーメン店など、糖質であふれ返っている現代。普通に食べているつもりが、知らず知らずのうちに糖質を多くとってしまっている人はたくさんいます。健康を意識している方でさえ、血液検査の結果と食事記録を突き合わせると、体が糖であふれた状態になっていることも珍しくありません。

体はエネルギーのうち糖を優先的に使うので、体内に糖がたくさんあると、エネルギーはケトン体モードに切り替わりません。

肝臓に負担がかかっている人も同様です。肝臓は糖のストック場所であると同時に、ケトン体の製造工場でもあるからです。前述した脂肪肝も負担をかける要因であるため、甘いもの、特に果物が好きな人はケトン体モードになりにくいといえるでしょう。

脂質をエネルギー源としてうまく利用するには

ここまで、三大エネルギー源について説明してきました。

もう少し詳しくお話しすると、糖質、脂質、たんぱく質の3つは、そのまま細胞に入り、エネルギーとして使われるわけではありません。いったん全身の細胞で使用可能なATPという共通のエネルギーにつくり替えられて使われます。

3つのうち、最も速くATPになりやすいのが脂質です。糖やたんぱく質に比べエネルギーとして持ちがよく、ATPに変化しやすい脂質は、本来ならメインエネルギーとしての力を備えていると私は考えます。

しかし、なかには「こってりしたものは苦手」「揚げ物を食べると下痢をする」など、脂が苦手な人もいるでしょう。

このようなときこそ、栄養の出番です。

そもそも**消化を担う酵素の主材料はたんぱく質**です。つまり、たんぱく質不足から消化力が下がっているのです。加えて、脂質をATPに変えるのにはビタミンやミネラルが必要となりますが、これらが不足している場合も脂をスムーズに使うことができません。

それならばたんぱく質を増やせばいいと思われるかもしれませんが、実はたんぱく質は三大栄養素のうち、最も消化に負担がかかる栄養素でもあるため、食べすぎることでさらなる負担をかけてしまいます。

食材から摂取されたたんぱく質は、体内で代謝され、皮膚、筋肉、骨、コラーゲンなどにつくり変えられますが、消化酵素にもつくり変えられます。ただし、たんぱく質も三大栄養素の1つなので、もし摂取カロリーが少ないとエネルギー源として燃やされてしまい、消化酵素の材料にならないのです。

そこでおすすめなのが、**たんぱく質を単体でとるのではなく、脂質と一緒にとること**です。具体的には、脂質のみをとるのではなく、肉や魚など脂を含むたんぱく質をとります。そうすることで、摂取したたんぱく質が効率よく体に必要な組織につくり変えられ、ホルモンや消化酵素などとして働くようになるのです。その結果、たんぱく質や脂質の吸収率が上がり、好循環になっていきます。

また、たんぱく質は前にも触れたメラトニンやセロトニン、GABA《ギャバ》といった脳内神経伝達物質の材料でもあるため、やる気や幸福感だけでなく、睡眠のリズムや質にも影響を与えるのです。

エネルギー源だけじゃない！　脂質の役割

脂質をうまく使えるようになり、体がエネルギーで満ちてくると、体は次のフェーズに向かいます。

それは、**脂質を材料にしたさまざまな物質をつくり出せるようになる**ことです。

例えば、かつてアンチエイジング効果で大きな話題となったコエンザイムQ10、そして女性ホルモンをはじめとする性ホルモン、ストレスと戦うコルチゾール、免疫力やメンタルの安定、妊娠力アップなどさまざまな働きが注目されているビタミンD――実はこれらも脂を材料につくられます。

コレステロールも、脂質を材料としてつくられます。一般的にはコレステロール＝悪者というイメージが強いようですが、オーソモレキュラー栄養療法ではむしろコレステロールを重視しています。

確かにコレステロールが高すぎるのも問題ですが、低すぎるのも大きな問題です。それは体のエネルギーが常時不足していることを意味しているからです。事実、不調を訴える患者さんで、コレステロールが低い人は少なくありません。

体にとって何よりも優先すべきことは、エネルギーが不足しない状態を保っておくことです。そのため、不足すると筋肉を分解したり、興奮ホルモンを出したりと、さまざまな方法を使ってエネルギーを保とうとします。

そんな人でもコレステロール値が上がり、エネルギーの供給が安定してくると、体はもちろん、メンタルの不調までもが一気に解消されていくのです。

自分がケトン体を使えるかどうかを知る方法

ここまで読まれた人は、

「私の体では、ケトン体がつくられているのだろうか」

と気になっているのではないでしょうか。そこでチェック方法をご紹介しましょう。

やり方はとても簡単。**ランチを抜いてみればいい**のです。

朝食を食べ、その後ランチを抜くことで、糖の供給が途絶えたときにフラフラする、イライラする、頭痛が起きる、甘いものが無性に食べたくなるといった不調が起こっていたら、エネルギーがケトン体モードに切り替わっていないというサインです。

一方、まったく変わらずにいつも通りの生活ができているのなら、エネルギー源がケトン体にうまくシフトができている証拠です。

体内でケトン体をつくり出すにはちょっとしたコツがあります。詳しくは5章でお伝えします。

夜間低血糖のもう1つの原因「お酒」

「寝酒がないと眠れない」という話をよく耳にしますが、お酒は本当に眠りを助けてくれるのでしょうか。

国立精神・神経医療研究センターのホームページに掲載されているコラムでは、以下のように解説されています。

・アルコールを摂取すると、寝付くまでの時間の短縮、ノンレム睡眠の増加、レム睡眠の

減少といった変化がある
・しかし、その効果は持続せず、後半では逆にノンレム睡眠の減少、レム睡眠の増加が見られる
・アルコールの量、性別、年齢を問わず中途覚醒を増加させる
・日中の眠気を悪化させたり、閉塞性睡眠時無呼吸の原因になることなどもわかっている

お酒を飲むと確かに寝付きはよくなるが、翌日に眠気や疲れを感じる――つまり「朝ダル」を解決することはできないのです。

それだけではありません。お酒は夜間低血糖を起こしやすくするため、「朝ダル」対策としてはむしろ逆効果です。

夜間低血糖の視点から考えたとき、飲酒には2つのデメリットがあります。

1つは**「アルコールの分解のために、肝臓が糖を無駄遣いする」**ことです。

肝臓が食事に含まれる栄養素を代謝し、アルコールや薬物を解毒するためには、エネルギーが必要です。そして、糖は肝臓にとって主要なエネルギー源です。通常の働きに加え、アルコール分解というタスクが増えたら、ますますたくさんの糖が必要となります。する

と、糖のストックを無駄遣いして糖不足に陥ります。さらに習慣的に飲酒している場合には、肝臓への糖の貯蔵量も少なくなり、就寝中に血糖値が下がりやすくなります。

もう1つは、先ほど述べた**「糖新生」という作業を制限させてしまう**ことです。糖新生は血糖値が下がりはじめたとき、おもに筋肉に蓄えらえているアミノ酸を利用し、肝臓でブドウ糖を合成して血糖値を維持するメカニズムのことです。

肝臓ではアルコールを解毒するために、ブドウ糖が消費されてしまいます。血糖値の維持のために肝臓に蓄えられている糖質はすぐに枯渇するため、筋肉のアミノ酸からの糖新生に依存することになるのです。ところがアルコールの解毒を優先する肝臓では、十分に糖新生が働かなくなり、容易に就寝中に低血糖になってしまいます。

この2つの理由で、お酒を飲むと血糖値が下がりやすくなります。そのため、体は糖を強烈にほしがるのです。

どんなに我慢しようと思っても締めのラーメンを食べてしまう、居酒屋のラストオーダーでスイーツを頼んでしまう……という経験をお持ちの人も多いでしょう。体のメカニズムから考えれば至極当然のことです。

しかし、お酒を飲み、ラーメンを食べて横になったあと、待っているのは「夜間低血糖」です。途中で起きてしまったり、眠りが浅くなったり……疲労回復のために飲んだアルコールが逆に疲れを呼んでいるという、皮肉な結果となってしまうのです。

腸の粘膜がダメージを受ける「リーキーガット症候群」

お酒のデメリットはまだまだあります。アルコールが腸の粘膜を刺激し、荒らしてしまうのです。

「リーキーガット症候群」という言葉を聞いたことがありますか？

小腸の表面は絨毛《じゅうもう》という粘膜の小突起でびっしり覆われ、テニスコート1面分の面積にも及びます。絨毛の部分は、いわばザルのように細かい網目になっており、本来はブドウ糖などの小さなものしか通すことができません。

しかし、アルコールによってダメージを受けると、この網目が粗くなり、大きいものもどんどん通すようになります。その結果、頭痛やダルさのほか、メンタル不調などたくさんの弊害をもたらします。そのため、リーキーガット症候群は、別名「腸もれ」とも呼ばれています。

お酒を飲んで腸がダメージを受けたあと、アイスやらラーメンやらが入ってくると、粗い網目から糖はぐんぐん吸収されます。そして夜間低血糖を加速させてしまうのです。

実際、飲酒の有無と夜間低血糖について、持続血糖測定器をつけて調べてみたことがあります。飲酒がない日に比べ、飲酒がある日は血糖値の変動が大きく、翌日に「朝ダル」が起きる頻度が高くなっていました。このことからも、お酒は「朝ダル」を起こす大きな要因の1つといえるでしょう。

4章

栄養を味方につけて「朝ダル」を防ぐ！

——睡眠の質を高める最新栄養医学

ケトン体の材料になる「中鎖脂肪酸」

前章で、「朝ダル」を防ぐ方法は、糖に代わるエネルギー源として「ケトン体」を使うことだと述べました。そのためには、体内でケトン体をつくり出す必要があります。

ケトン体は脂質（脂肪酸）を材料にして、肝臓でつくられます。例えば、体に蓄積された中性脂肪もケトン体の材料になるのです。

しかし、思い出していただきたいのですが、体のエネルギー源として最優先されるのは糖です。裏を返せば、ケトン体がつくられる状況になるには、体に貯蔵された糖がなくなり、飢餓状態になる必要があります。飲まず食わずの緊急事態になってはじめて、体の脂肪を分解してケトン体がつくられるのです。

だからといって、絶食を続けて飢餓状態をつくり出すのは絶対にやめてください。長時間の絶食を経て食事をとったときには血糖値が急上昇してしまうため、かえって血糖値スパイクを誘発してしまうことになるからです。

では、打つ手がないのかというと、そんなことはありません。実は絶食を行わなくてもケトン体をつくり出せるようになる〝奥の手〟があるのです。
それが「**中鎖脂肪酸**《ちゅうさしぼうさん》」です。

脂肪酸は、炭素原子が鎖のようにつながった構造をしており、鎖の長さによって長鎖脂肪酸、中鎖脂肪酸、短鎖脂肪酸に分かれます。

通常の食材に多い長鎖脂肪酸は、小腸から吸収されたあとリンパ管や静脈を通って全身に運ばれ、全身のエネルギー源になるほか、肝臓や脂肪組織に貯蔵されます。

一方、中鎖脂肪酸は、長鎖脂肪酸に比べて鎖の長さが短いため、体内でエネルギーに変わるのが速いのが特徴です。すぐに肝臓に運ばれてケトン体に変わり、エネルギーとして使われます。「体脂肪になりにくい」という謳い文句で宣伝されているのはこうした理由からです。分解のスピードは、サラダ油などに含まれる長鎖脂肪酸の約4倍。これほど優れた油を使わない手はありません。

中鎖脂肪酸が肝臓に届けられるとケトン体がつくられ、1〜2時間でピークとなります。しかも、血糖値に関係なくケトン体がつくられるというメリットもあります。

中鎖脂肪酸は脂肪酸の一種で、ココナッツオイルやMCTオイルに含まれます。最近注目されている油なので、スーパーで見かけたことがある人もいるでしょう。

中鎖脂肪酸の上手なとり方については、次章で詳しく説明します。

睡眠をサポートするケトン体の働き

ケトン体は、体内に食べ物が入ってこない睡眠時のエネルギー源として秀でているだけではありません。ケトン体そのものが、良質な眠りのサポートをしてくれることがわかってきました。

ケトン体の睡眠への作用は、大きく分けて2つあります。

1つは、**脳内でのGABAの合成を加速させる**ことです。

GABAについては1章でも少し触れました。脳内神経伝達物質の1つで、体をリラックスさせる働きがあり、睡眠にも深く関係しています。実はケトン体がつくられることで同時にGABAも増え、脳を安定化させてくれるのです。また、GABAが合成される際には、グリシンという睡眠をサポートするアミノ酸もつくられます。

もう1つは、**ケトン体が脳内神経伝達物質として働くグルタミン酸の増加を抑制すること**です。

グルタミン酸とは興奮性の作用を持つアミノ酸であり、うま味成分として化学調味料に含まれていることがあるため、ご存じの方も多いでしょう。体内にも存在しますが、多すぎると興奮しやすくなるなどのデメリットをもたらします。「朝ダル」防止の観点からいえば、歓迎できない物質でもあります。

つまり、ケトン体は、睡眠時のバックアップエネルギーになるだけでなく、脳の興奮を鎮め、より質のよい睡眠に導いてくれるのです。

ケトン体を増やせば、効率的にGABAやグリシンを増やすことができます。しかも、グルタミン酸の量を抑え、ますます安眠に導いてくれる――一石二鳥どころか、一石三鳥の効果があるというわけです。

GABAやグリシンについては、のちほど詳しくご説明しましょう。

睡眠の質を高め「朝ダル」を防ぐ脳内神経伝達物質

ケトン体以外にも、「朝ダル」を防ぐのに役立つ栄養素があります。まずは脳内神経伝達物質から見ていきましょう。

私たちがリラックスしたり、イライラしたり、不安になったりするときには、脳内にある神経伝達物質が作用しています。図表17はメンタルの状態に関わる脳内神経伝達物質の合成経路です。これは栄養素をもとに脳内でつくられています。

例えば、心をホッとさせ、リラックスさせてくれるのがGABAです。一方、ドーパミンやノルアドレナリンは興奮系で、全身を戦闘モードにしていきます。リラックスと興奮の間を取り持ち、バランスを調整するのが、1章でも触れたセロトニンです。

これらの脳内神経伝達物質のバランスが、私たちの多彩な感情をつくっています。そして、睡眠にも脳内神経伝達物質は欠かすことができません。

メラトニン……スムーズな眠りを促す

メラトニンも脳内神経伝達物質の1つであり、体を睡眠モードに切り替えてスッと眠りに入るために重要な役割を果たします。「ベッドに入っても眠るまでに時間がかかる」というケースは、メラトニンの合成がスムーズでない可能性があります。

体内時計という言葉を聞いたことはないでしょうか。人間は自然のリズムと同調し、体

《図表17》神経伝達物質の合成過程

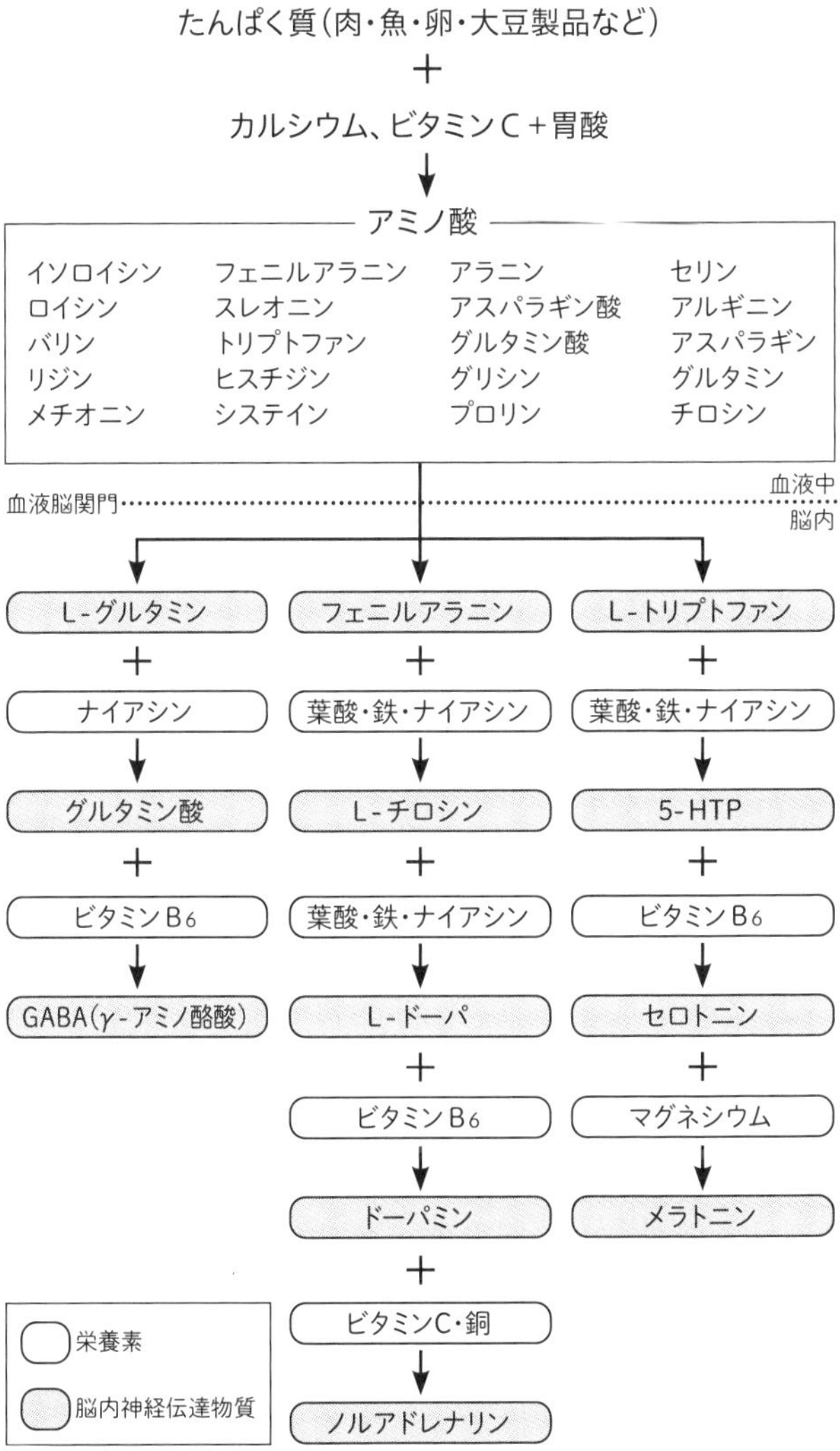

の働きを1日周期で変化させる機能を持っています。例えば、朝日とともに目覚め、日が暮れて夜になると眠りにつく、といった具合です。体の本来のリズムは1日約25時間。さらに季節によって変わる日の出や日の入りの時間も影響を与えます。こうした環境と生体のリズムを同期させ、覚醒と睡眠を整えるのに関わるのがメラトニンです。

分泌に関係するのが、目から入る光です。メラトニンは朝日を浴びたあとに抑制され、約15時間後に脳内での量が増え、体を睡眠モードにシフトさせていきます。夜間の分泌は日中の数十倍になります。「寝る前にスマートフォンでブルーライトを浴びるのはやめましょう」という話は、メラトニンのこの性質からきているのです。

メラトニンの量は子どもの時期をピークに、加齢とともに徐々に下がっていきます。高齢者に睡眠の悩みが多いのもこうした理由からです。また、最近の研究では、活性酸素の除去にも関わることがわかってきました。

オーソモレキュラー栄養療法では、メラトニン不足の場合、食事や栄養を整え、脳内で適切につくり出せるよう環境を整えるアプローチが行われます。

メラトニンはたんぱく質をベースに脳内でつくられますが、このほかナイアシンやビタミンB_6、鉄、マグネシウムなども必要となります。

メラトニンはセロトニンからつくられる

１１９ページの図表17をご覧ください。メラトニンの下にあります。メラトニンはセロトニンが変化してできたものなのです。つまり、脳内にセロトニンが豊富にあることが、安眠への前提条件となります。

セロトニンからメラトニンへの変換作業は酵素によって行われますが、この酵素が働くためには、体がエネルギーでしっかり満たされていなければなりません。例えば、ダイエットで食事量を減らしている場合はもちろん、夜間低血糖が起こっている際も、この変換作業がスムーズにいかないため、メラトニン量が少なくなります。

先に紹介した体内時計のリズムや光のコントロールも、この酵素の働きの調節に影響を与えます。

セロトニンは、脳のほか、腸でもつくられます。セロトニンは腸の蠕動《ぜんどう》運動に関係しています。脳へはセロトニンになる前段階の物質が、血流に乗って届けられます。

脳でセロトニンが不足すると、メンタルの低下を引き起こしやすくなります。実際、うつ病患者が訴える症状で多いものの1つに不眠があり、このような人は腸内環境が乱れているケースが多いのも、腸とセロトニンの関係の深さを物語っています。

最近になって、「脳腸相関《のうちょうそうかん》」という言葉も広く知られるようになってきました。文字通り、脳と腸にはつながりがあり、それぞれの状態が影響し合っているという考え方です。一見遠い関係にある睡眠と腸ですが、実は密接な関係があるため、良質な眠りのためには腸も整えておくことが大切です。

便秘や下痢になりやすい人は、ぜひ腸を整える食事を取り入れてみましょう。具体的には食物繊維を取り入れたり、5章で述べる「カゼイン、グルテン」を避けるのがおすすめです。

GABA……心身をリラックスさせ、眠りの質をよくする

脳の興奮を抑えて睡眠の質を安定させるのが、これまで何度か登場してきたGABAです。脳に多く存在し、神経の高ぶりを抑えて気持ちを落ち着かせ、ストレスをやわらげて

くれます。また、副交感神経の働きを優位にすることで眠りを深くしてくれます。GABAが不足すると、興奮系のホルモンの作用が強くなってしまい、体がアクティブモードに傾きやすくなります。

前にも少し触れましたが、GABAが1つつくられるとき、眠りのサポート成分であるグリシンというアミノ酸も自動的に1つつくられます。つまり、GABAが増えることで体をより睡眠モードにシフトさせてくれるのです。

このほかに、GABAには血圧を下げる働きがあることも知られています。

最近では、GABA入りのチョコレートや発芽玄米なども多く見かけるようになりました。しかし、食品としてとったGABAが脳に届いてリラックス効果をもたらしてくれるかというと、話はそう簡単にはいかないというのが定説でした。GABAを含む食材は、お茶やトマト、大豆、じゃがいもなど数多くあるため、食事からのGABAが直接脳に影響してしまうことがあれば、集中したいときにできないといった困ったことも起こってくるはずだからです。

しかし、最近ではGABAをとることで副交感神経の一種である迷走神経が働き、リラックスすることが解明されています。ただし、効果としては非常にマイルドです。

私は外からＧＡＢＡ入りの食品やサプリメントをとるよりも、原料を入れて体内でつくり出すほうが効果的だと考えています。

ＧＡＢＡはアミノ酸の一種であるグルタミンをベースに、ナイアシン、ビタミンB6のサポートを受けてつくられます。

グルタミン……ＧＡＢＡの材料になるアミノ酸

グルタミンは直接眠りの質をサポートすることはしませんが、ＧＡＢＡの材料となる重要なアミノ酸です。血液中、そして脳脊髄液《のうせきずいえき》に最も多く存在します。また、筋肉を構成するアミノ酸の40%を占めています。

グルタミンのユニークな特徴は、興奮系の神経伝達物質であるグルタミン酸、そしてリラックス効果があるＧＡＢＡという、相反する2つの物質の材料となっていることです。

前に、グルタミン酸が増えすぎると、興奮状態をつくり出してしまうと述べました。子どもの自閉症では、グルタミン酸からＧＡＢＡへの変換が抑制されていることがあります。

グルタミンを補充すると興奮性のグルタミン酸が過剰になることがあるため、オーソモレキュラー栄養療法では、治療の際にグルタミンを避けるように指導することもあります。

腸粘膜や免疫細胞のエネルギー源であるグルタミンは、臨床では下痢をはじめとする腸内環境が低下しているときに使われます。多くの精神症状の原因物質であるアンモニアを強力に除去する働きがあります。

精神的ストレスで負荷がかかったときに、消費が激しくなるのも特徴です。ストレスで血液中のグルタミンが減ったときには、量をキープするため、体は筋肉からグルタミンを引っ張ってきます。また、運動時にも消費が激しくなります。

筋トレをする人たちがグルタミンを欠かさないのは、せっかく鍛えてつくり上げた筋肉を分解させないようにする意図があります。

グリシン……深部体温を下げ、深い眠りをもたらす

グリシンはアミノ酸の一種で、80ページでお伝えしたノンレム睡眠をより深くしてくれる働きがあります。

私たちの体は、体の中心部の温度（深部体温）を下げ、手足から放熱を行うことで眠り

に入っていきます。赤ちゃんが眠る前に手足がポカポカと温かいのも、この仕組みによるものです。深部体温を下げることで、脳に「そろそろ眠る時間ですよ」とサインを送っているのです。

グリシンをとって30分後、一気に放熱が起こり、深部体温が下がっていきます。これが最初の深い眠りをつくり出すのに重要な作業の1つとなります。その後、ノンレム睡眠が増加することがわかっています。

前にも述べたように、疲れをしっかりとるには、最初の3時間の眠りを深くし、成長ホルモンを十分泌させることが重要です。最初の眠りが浅いと、その後に再び起こるノンレム睡眠も浅くなっていくため、全体として浅い睡眠になってしまいます。

グリシンは眠りのサポート役のほかにも、さまざまな働きが解明されています。アルコールから肝臓を保護したり、果糖をとったときに脂肪肝を防ぐ効果があるなど、「朝ダル」とも関係します。

グリシンの材料となるたんぱく食材には、エビやホタテといった魚介類が挙げられます。

また、グリシンは体を構成するたんぱく質の3割を占めるコラーゲンの構成成分でもあります。コラーゲンといえば赤ちゃんのような弾力のある肌のもととなる物質ですが、ここにもグリシンが深く関わっています。コラーゲンは血管において弾力性を保ち、強くする働きがあります。丈夫でしなやかな血管を保つためにグリシンは必須なのです。

ちなみに、糖尿病患者の血液中のグリシン濃度は、健常者と比べて低いというデータがあります。

糖尿病の三大合併症である糖尿病網膜症、糖尿病腎症、糖尿病神経障害の共通点は、血管のトラブルであることです。その原因として、グリシン不足によって新しいコラーゲンがスムーズにつくられず、傷ついた血管を修復できていない可能性が考えられます。

マグネシウム……脳内神経伝達物質の合成に必須

ミネラルの1つであるマグネシウムは、脳内神経伝達物質がつくられる際、補酵素として働いています。セロトニンがメラトニンに変換されるときに必要なのがマグネシウムなのです。

人体に存在するミネラルのなかで2番目に多く、ほとんどが骨や歯の材料として使われています。このほか、エネルギー合成を活発にするなど、生命維持に関わる300もの働きに関わります。例えば、足がつる原因の1つはマグネシウム不足。マグネシウムは筋肉の収縮に関わっているためです。

血管をしなやかにゆるめることで血圧を下げる働きも注目されており、リラックスミネラルとも呼ばれます。

アメリカの約5000人の若者を対象にした大規模研究では、マグネシウムの摂取量が上がることで睡眠の質も上がること、摂取量が少ないと睡眠時間が長くなる傾向にあり、適量をとることで睡眠時間が適正になる（7〜9時間）ことがわかりました。マグネシウムは短時間で質のよい睡眠をとることができる、忙しい現代人にこそ必要なミネラルです。

一方、マグネシウムはストレスが多いと尿中に排出されてしまうこともわかっています。汗からも排出されるため、夏場や激しい運動時は不足しやすくなります。現代人が不眠に悩んでいるのは、マグネシウム不足も理由の1つといえるでしょう。

さらに最近の研究では、GABAを活性化して神経の興奮を鎮めたり、抗ストレスホルモンであるコルチゾールの濃度を低下させ、中枢神経系をリラックスさせるなど、メラトニン合成以外にも睡眠に役立つ働きがあることがわかっています。

マグネシウムは食事から補給するほか、肌から吸収させる方法もあります。エプソムソルト（硫酸マグネシウム）を浴槽に入れて入浴するのもいいでしょう。

たんぱく質……脳内神経伝達物質の主原料

メラトニンやGABAが脳内でつくられる際、主原料となるのがたんぱく質です。しっかり眠るためには、それぞれの物質をきちんとつくり出すには、たんぱく質が十分になければなりません。アミノ酸であるグルタミンやグリシンも、たんぱく質を含む食材に入っており、「いい眠りの第一歩は、たんぱく質をとることから」といっても過言ではありません。

私は治療にあたっては必ず血液検査を行い、たんぱく質が不足していないかをまずチェックしますが、最初の検査ではほとんどの人がたんぱく質不足を認めます。

食事の内容を細かく聞いていくと、ヘルシーな食事をしている人を含め、1日に必要なたんぱく質の量をしっかり補給できている人はほぼいません。たんぱく質不足を指摘すると、皆さん「きちんと食べているはずなのに」と一様に驚きます。しかし、たんぱく質はよほど意識しない限り、必要量を満たすのは難しい栄養素なのです。

1日に必要なたんぱく質の量は、体重1kgあたり1～1・5gです。体重が60kgの人なら60～100gです。

それなら100gのステーキを食べればいいかというと、話はそんなに単純ではありません。牛肉100gに含まれるたんぱく質は20g程度。しかも加熱することによってたんぱく質量は減ってしまいます。

体を鍛えている人のなかには、プロテインを大量に飲むケースも散見されます。にもかかわらず、血液検査をしてみると、データは不足を示すこともよくあります。

たんぱく質は何百個、何千個のアミノ酸がくっついた構造をしているため、前にも述べたように、消化に手間がかかる栄養素でもあります。そのため、プロテインの形で一気に大量に体内に入ってきても、消化が追いつきません。

大切なのは、たんぱく質をたくさんとることではなく、いかにしっかり消化吸収させるかです。

そう考えると、やはりたんぱく質は食事を通してとるのがベストといえるでしょう。

「朝ダル」の陰に隠れていた「炎症」

ここまで睡眠をサポートする栄養素を紹介してきましたが、逆に邪魔をするものもあります。それが**炎症**です。

例えば、転んで膝を怪我《けが》した場合。出血し、傷の部分が赤くなり、腫れて熱を持ち、膝を動かすと痛い――これが炎症です。炎症とは、ケガや細菌・ウイルスによる感染などから体を守るために起こる防御反応なのです。そのため、炎症は「体の火事」とも表現されます。

一方で、最近では「慢性炎症」も注目されるようになりました。慢性炎症には痛みや腫れなどの症状がないケースが多く、軽い炎症状態が長期間続きます。

通常の炎症で見られる症状がないため、気づいたときにはすでに病状が進んでいることが多いのも慢性炎症の特徴です。糖尿病、脂肪肝、動脈硬化、歯周病などでも慢性炎症が起こることがわかっています。

例えば糖尿病なら、血液中の多すぎた糖やＡＧＥｓなどの糖化したたんぱく質などが、常時血管を傷つけている状態です。意外なところでは、肥満も慢性炎症の1つです。脂肪組織から炎症を促進する物質が全身に放出されてしまうからです。

こうした慢性炎症は、すぐに死に至るものではありませんが、じわじわと悪化し、やがては命に関わる病気の原因となることも少なくありません。

太っている人は眠れない!?

炎症は、眠りとも無関係ではありません。なぜかというと、**体内に炎症があると、脳内のGABAが脳から外へもれ出してしまう**からです。

私たちの脳は、記憶と学習から意思決定や問題解決を行います。さらに運動面でも、筋肉の動きを整えバランスをとり、危険を回避したりします。さらに自律神経を調節し、血圧や心拍数を整え、ホルモン分泌も管理します。

これらの重要な脳の働きが、摂取した栄養素や感染したウイルスや細菌によって影響を受けることを避けるために、脳には血液脳関門という仕組みがあります。血液脳関門は体から脳へ向かう際の関所となり、脳に届けられる血液はここを通過する必要があります。

ちなみに、先に紹介した脂肪酸はこの関門を通ることができない一方で、ケトン体は通ることが可能です。

この血液脳関門には、GABA専用の出入り口があることがわかっています。しかも、この出入り口は、GABAの「出」が「入」よりも、なんと16倍も多いのです。さらに炎症があると、GABAの流出が加速します。

睡眠障害で悩む人に痛み止めを出すことでよくなるケースがありますが、これは痛み止めによる抗炎症効果で、GABAの流出を抑えられるからだと考えられています。

「腸のダメージ」が「脳のダメージ」を引き起こす

炎症といえば、忘れてはいけないのが腸です。

前章で「リーキーガット症候群」という病気について紹介しました。

小腸の粘膜は細胞同士がピッタリくっついた、細かいザルの網目のような状態になっています。しかしダメージを受けると、細胞のつなぎ目に隙間ができて網目の粗いザルのようになってしまい、細菌や有害物質など、さまざまなものが体のなかに入ってきてしまいます。

リーキーガット症候群により、肝臓や筋肉、脂肪組織の炎症も引き起こしやすくなります。腸の炎症は全身にも影響するのです。

腸の粘膜細胞1つひとつの密着具合を調整しているのがゾヌリンという物質であり、増えると目が粗くなってしまいます。

このゾヌリン、なんと腸から血管を通って脳にも到達し、血液脳関門において関所の機能を下げてしまいます。つまり**リーキーガット症候群になると、血液脳関門でも脳に好ましくない物質が通過するようになる**のです。その結果、脳でつくられたＧＡＢＡの流出が増え、脳自体のＧＡＢＡはさらに枯渇し、睡眠にも悪影響を与えてしまうのです。

睡眠薬に頼る前にできること

不眠に悩んでいる人のなかには、医師から睡眠薬を処方されているケースもあるかもしれません。

睡眠導入剤でよく使われるものにはベンゾジアゼピン系作用薬がありますが、不眠のほか不安障害やうつ病の際にも処方されます。脳の神経細胞においてGABAの働きを増強させるため、すばやく効いて症状がラクになることから、精神科以外でも処方されるケースが多い薬です。

しかしこの薬の困ったところは、次第に耐性ができてしまい、同じ量をずっと飲んでいても効きづらくなってくることです。そうして薬が増えていくと、やがて薬に依存するようになってしまいます。

一般的な医療では、このベンゾジアゼピン系作動薬の依存を根本的に対処するには、断薬しかないのが実際のところです。そのため、ヨーロッパでは短期での使用にとどめられています。

依存をつくりやすい睡眠薬・安定剤については、デパス、マイスリー、アモバン、ルネスタ、サイレース／ロヒプノール、レンドルミン、ワイパックス、メイラックス、ベンザリン、リスミー、ユーロジン、ハルシオン、ドラール、セルシンなどがあります。

こうした薬に頼るよりも、私は体の仕組みに合わせ、GABAやメラトニンなどを増やせるように食事を見直すとともに、生活習慣を見直すほうが効果的だと考えています。一時的に薬を使用したほうがいいこともありますが、長期的にはやはり食事の改善は不可欠です。

通常の医療では自らのＧＡＢＡを増やすという視点がないため、これらの薬への依存には断薬しか対処法がありません。しかし、オーソモレキュラー栄養療法のアプローチなら、使用する薬を最小限で抑え、さらには依存してしまった薬剤を無理なく減薬や断薬することも可能になるのです。

炎症を抑える食事に変えたら薬を手放せた

ここで、１つの症例をご紹介しましょう。腸に炎症があった43歳の男性のケースです。

彼は30歳でうつ病を発症し、いったんは寛解《かんかい》しましたが、５年後に再発。ここ数年は常に下痢を繰り返し、過敏性腸症候群の診断を受けていました。また、不眠にも悩んでおり、抗うつ剤のほか強い睡眠薬も処方されていました。

自分でもなんとかしたいと栄養と食事について勉強し、あれこれ試してみたようですがうまくいかず、私のクリニックを受診しました。

クリニックでは血液検査や問診を行い、炎症を抑えるための脂のとり方、そして腸粘膜の材料であるたんぱく質の補給、腸粘膜を刺激しない食事の仕方についてのアドバイスを行いました。欠乏している栄養素については、食事を見直すとともにサプリメントでも補充を行いました。

すると、4カ月後にはお腹の調子が劇的によくなり、メンタルも安定し、強い脂肪肝が改善。さらには9kgも体重が落ちたのです。BMIも27から24と普通の範囲内におさまりました。血液検査のデータも一気に改善していき、睡眠薬がなくても眠れるようになったのです。抗うつ剤も手放すことができました。

腸内環境を整えて炎症を改善することで、いろいろなことがよくなっていったケースです。炎症と睡眠はここまで深く関係しているのかと、私自身も驚きました。

炎症を改善することで、今飲んでいる薬を減らしたり、手放したりすることができる可能性があります。ただし、薬の減薬や断薬は自己判断ではなく、必ず医師の指導のもとで行うようにしてください。

グリシンが使われている鉄サプリの問題点

アミノ酸の1つであるグリシンには、睡眠をサポートしてくれる効果があると述べました。

グリシンが関わるものとして最近話題となっているのが、「キレート鉄」と呼ばれるサプリメントです。

ミネラルの1つである鉄は、そのままでは腸からほとんど吸収できません。そのためサプリメントに加工する際はいろいろな工夫がなされます。その1つが鉄をアミノ酸であるグリシンではさみ込む（キレートする）ことです。これがキレート鉄です。

食材に含まれている鉄は、おもに2つのルートから吸収されます。

1つは、ほうれん草やひじきなどに多く含まれる「無機鉄」が吸収されるDMT－1というルート。もう1つは赤身の肉などに含まれる「ヘム鉄」が吸収されるHCP－1というルートです。これら2つのルートでは、体が鉄欠乏のときには吸収率を上げ、鉄が満たされたり過剰になったときには鉄の吸収を止めることで、過剰症にならないように調節されています。ところがグリシンでキレートされたキレート鉄は、DMT－1やHCP－1とは別の吸収経路を通るので、鉄の過剰症を防ぐことができません。

鉄は本来とても吸収効率が低く、私たち人間は常に鉄の欠乏に直面してきたといわれています。そのため、食材に含まれる鉄を吸収するべく2つのルートを確保して、できるだけ多くの鉄を吸収しようとしているのでしょう。このように鉄の欠乏に備える一方で、鉄が過剰になったときの排泄経路は持っていません。

鉄の過剰症は、別の問題を引き起こします。肝機能を障害し、全身に鉄が沈着し、時に重篤な状態になることもあるため、鉄を補充するときには過剰症を起こさないことが最も大切なのです。

しかし、グリシンとくっついているキレート鉄は、体がグリシンと勘違いしてアミノ酸のルートから吸収されると考えられています。しかも、グリシンは腸粘膜のエネルギーとしてたくさん必要とされるため、ものすごい量が一気に取り込まれていくのです。結果、キレート鉄は過剰症を起こすことも少なくありません。

このように、鉄は本来、出入りが厳密に管理され、吸収についても腸で細かくコントロールされているのですが、そこをすり抜けてしまうのがキレート鉄の怖いところです。

グリシンでキレートされた鉄は、日本国内では製造が許可されていないため、購入するには海外のサイトから個人輸入することになります。最近では、吸収率の高い鉄として個人輸入し、服用される方が増えてきました。

その結果、鉄過剰症となり、2年間、定期的に血液を採血して捨てる瀉血《しゃけつ》が必要になってしまったケースや、肝臓に鉄が沈着し、肝臓の機能が重度に障害されて肝移植が必要と診断されたケースもありました。私の患者さんは幸いにも肝移植に至らずにすみましたが、とても恐ろしいことです。

食事やサプリメントを用いる栄養療法は、基本的には副作用を気にする必要がない体に優しい治療法なのですが、利用するサプリメントのなかには、キレート鉄のように、本来自然界にない形態のものもあり、私たちの体での調節が利かないものも含まれていることを理解する必要があるのです。

5章

脳と体を芯から回復させる食べ方

——夜間低血糖を防ぐ毎日の習慣

「何を食べるか」で睡眠の質が変わる！

疲れをとるには、睡眠時間を長くとればとるほどいいと思われがちです。しかし重要なのは、睡眠の時間ではなく質であることは、ここまでお伝えしてきた通りです。6～7時間の睡眠でスッキリ起きられる状態をつくり出すために有効なのは、なんといっても食事を変えることです。

この章は実践編として、「朝ダル」を防ぐために具体的に何をすればよいか、食事の仕方や今すぐ取り入れられる工夫をご紹介していきます。

できることから1つでも取り入れてみてください。やればやるほど睡眠の質が変わっていくことを体感するでしょう。

睡眠中のエネルギー源をケトン体に変えよう

前章で、長時間安定した眠りをキープするためには、睡眠中のエネルギー源を、糖ではなくケトン体にシフトするのが最適であるとお伝えしました。

ケトン体は、脂質の一種である中鎖脂肪酸を材料に、肝臓でつくられるのでしたね。**中鎖脂肪酸は、ＭＣＴオイルやココナッツオイルに含まれます。**ＭＣＴオイルとは、ココナッツやパームを材料に含む中鎖脂肪酸のみでつくられているオイルのことです。無味無臭でクセがなく、最近ではメディアでも「脂肪の燃焼を高める」という触れ込みで注目されるようになりました。

さらに、ＭＣＴオイルを粉末状にしたＭＣＴパウダーも登場しています。水に溶けやすく乳化しやすいためオイル感がなく、普段の食事に取り入れやすいのがメリットです。

一方、ココナッツオイルは、ココナッツの実からとれるオイルで独特の香りがあります。エスニック料理で使われることでもおなじみです。抗菌効果や免疫力アップ、アルツハイマー病の改善など、さまざまな効果があることがわかっています。

中鎖脂肪酸を取り入れるヒント

体をケトンモードにシフトするには、どのタイミングで中鎖脂肪酸をとるかがポイントになります。

おすすめは**就寝前**。日中にエネルギーが必要なのと同じく、睡眠中にもエネルギーが必要です。夜間低血糖とは、いわば就寝時のエネルギー切れのサインでもあるため、ベッドに入る前にこれを防いでおくのです。

中鎖脂肪酸は、特に夕食から就寝までの時間が長い人、寝る前にお腹がすくことが多い人におすすめです。中鎖脂肪酸は摂取して15分ほどでケトン体に変換され、60〜90分後にピークを迎えます。そのため、夕食から就寝時間まで長い人は就寝の1時間前に、夕食から比較的短時間で寝る方は寝る直前に摂取することをおすすめします。

とり方の例をご紹介しましょう。

・豆乳＋ＭＣＴパウダー：ドリンク
お好みの量の豆乳を温め、ＭＣＴパウダー小さじ1杯をプラス。
・豆乳ヨーグルト＋ＭＣＴオイル（またはパウダー）
お好みの量の豆乳ヨーグルトにＭＣＴオイルを小さじ1杯加える。

甘さがほしいときはラカントを適量プラスする。
※ラカントは血糖値を上げない甘味成分・エリスリトールを使った甘味料の一種。シロップタイプが混ざりやすくおすすめ。

・豆乳ヨーグルト＋MCTオイル（またはパウダー）：デザートアレンジ
お好みの量の豆乳ヨーグルトにレモン汁少々、冷凍ブルーベリー数粒、MCTオイル小さじ1杯を加える。

お好みでラカントを適量を回しかけるとデザート感がアップ。


MCTオイルはお腹を下しやすい場合もあるので、小さじ1杯あたりからはじめます。お通じやお腹の状態を観察しながら続け、お腹がゆるくなったら減らしましょう。慣れたら少しずつ量を増やします（大さじ1杯ぐらいまで）。

MCTパウダーは、その製造過程で繊維が添加されているため、オイルが持つ腸への刺激が軽減され、吸収が穏やかになるように調整されています。MCTオイルでお腹の不調を感じたり下痢をしやすい方は、MCTパウダーを用いることをおすすめします。

午後から寝るまでの糖質のとり方がポイント

「朝ダル」を防ぐための2つ目のポイントは、午後から寝るまでの間の糖のとり方に注意し、血糖値を乱高下させないように意識することです。改めて、血糖値の乱高下を引き起こすことが多い食材を挙げておきましょう。

・穀物（ごはん、パン、そうめん、うどん、そば、パスタ、ラーメン、ピザ、もち、シリアルなど）
・いも（じゃがいも、さつまいも、さといも、かぼちゃなど）
・甘味料（砂糖、水あめ、はちみつ、メープルシロップなど）
・大豆以外の豆類（あずきなど）
・フルーツ（りんご、バナナ、パイナップル、みかんなど）
・お菓子（チョコレート、カステラ、シュークリーム、ポテトチップス、アイスクリームなど）

・清涼飲料水（ジュース、サイダー、コーラなど）

これらを午後から寝るまでの間に食べるのは控え、別の時間に置き換えます。

例えば、夕飯後にフルーツを食べるのが楽しみという人は、時間をずらして朝食後にいただくようにしてはいかがでしょう。スッキリ起きることができるうえ、朝の楽しみが1つ増えます。

いい睡眠は朝食からはじまる

前章でお伝えした睡眠に関係する脳内神経伝達物質メラトニンは、朝、太陽の光を浴びて、体内でつくられます。

その合成にはもちろん材料が必要です。そこで材料となるたんぱく質を朝食に取り入れましょう。

おすすめは卵です。たんぱく質のほか、ビタミンB群、鉄、亜鉛など、メラトニンづくりに必要なものがしっかり入っているからです。

「朝は食欲がない」「食べられない」という人もいますが、これこそが夜間低血糖が起きた証拠でもあります。血糖値の乱高下が起こり、興奮系のホルモンが分泌されると、体は「戦闘モード」にシフトします。このとき、胃や腸の働きは抑制されるため、食欲が出ないのです。「朝ダル」の悪循環を断ち切るためにも、まずは朝から変えていきましょう。

どうしても食べられないという人は、例えば豆乳など、飲み物から取り入れてみるのはいかがでしょうか。

先ほどお伝えした「豆乳ヨーグルト＋ＭＣＴオイル」のデザートアレンジを朝食に取り入れるのもおすすめです。

朝なら、フルーツの種類や量を増やすのもＯＫ。最近ではコンビニでも冷凍フルーツのバリエーションが充実しています。今日はマンゴーといちご、明日はバナナとメロンといった具合に毎日種類を変えれば、朝が楽しくなりそうです。これらを使ってスムージーにする場合は、くれぐれもフルーツの量を増やしすぎないように注意しましょう。

ランチまでなら糖質を楽しんでＯＫ

朝食は、これから活動をはじめる際のエネルギー源となります。そのため多少糖質をしっかりとっても、その後、活動して糖を消費していくので、夜までは影響しません。

しかし**ランチ以降は、摂取した糖質の量が睡眠の質に影響を与えます。**

「今日はカフェで話題のサンドイッチが食べたい！」「パスタが食べたい！」というのなら、夜ではなくランチまでにし、フルーツやスイーツなども食べたければお昼までに楽しみましょう。

夜に外食をするなら、会席料理などコース料理の形でいただくのが最適です。おかずからスタートし、ごはんものが最後にくるため、血糖値スパイクを起こしにくくなります。デザートはほんのちょっとにしておきましょう。

アルコールはあまりおすすめしませんが、夕食に居酒屋を利用するのもいいですね。おつまみ系のメニューは酢の物、焼き鳥、お刺身など、血糖値の乱高下を防ぎ、たんぱく質と脂質をバランスよくとることができます。ほかの料理の場合も、おかずをメインにして、ごはんものやパスタなどは最後に少しとるなど工夫してみてください。

午後からは「糖質少なめ」を意識する

ランチ以降は何を食べたらいいでしょうか。それは**たんぱく質や脂質をメインにした食事**です。のちほど詳しく述べますが、たんぱく質の多い肉や魚、卵には、眠りをサポートするために必要な栄養素がたっぷり入っています。ごはんを減らすことに驚く人もいるかもしれませんが、コツをつかめば簡単にできます。

例えば夕食のメニューがごはんとみそ汁、ハンバーグとした場合、ごはんの量を減らし、ハンバーグの量を今までの1・5倍に増やすか、ゆで卵などたんぱく質のサイドメニューを1品プラスしてみましょう。付け合わせの野菜はたっぷりと。ごはんの量の目安は半膳くらいです。パスタなど一品料理の場合は麺を少量にし、具だくさんにしてボリュームを出しましょう。

鍋料理は「朝ダル」防止にぴったりの優秀なメニューです。たんぱく質や野菜をたっぷりとることができるうえ、締めの雑炊《ぞうすい》のごはんは卵とじにするため、糖質量も減らせます。

ここで気をつけてほしいのが、おかずの量を増やさずに、ごはんの量だけを減らしたり、夕食を抜いたりすることです。すると全体の摂取カロリーが減り、睡眠中にエネルギー切れを起こしやすくなってしまいます。寝る前に空腹の状態をつくるのは逆効果なので、糖質を減らした分、たんぱく質をしっかりとってください。

肉が苦手な人へのアドバイス

「お肉を食べるのが苦手」「こってりしたものはあまり食べない」という人もいます。こうした人は胃酸の出が少ないことがよくあります。

たんぱく質を消化するときに重要な役割を果たすのが胃であり、胃酸が分泌されることで、たんぱく質の消化酵素を活性化させるよう働きます。前にも述べたように、たんぱく質の消化酵素自体の材料もまた、たんぱく質です。

肉を食べるのが苦手な人は、日頃からたんぱく質不足がある人でもあります。そんな場合は酸味の力を借り、胃酸の出をよくしましょう。

食前にレモン汁を数滴入れた水を少量飲む、梅干しを食べる、もずく酢などの酢の物をメニューに組み込むなど、酸を上手に食卓に取り入れることで胃酸の出がよくなり、消化力向上につながります。

このほか、お肉を食べるときに大根おろしをトッピングするといった工夫も効果的です。

食事中に大量に水を飲むことは、胃酸が薄まり、消化力が下がる原因となるのでやめましょう。

睡眠の質をよくする食材を取り入れる

前章で紹介したメラトニンやGABA、グリシンやグルタミン、マグネシウムは眠りの質をよくしてくれます。これらを取り入れない手はありません。毎食のなかで意識的に取り入れるとよい食材をご紹介します。

◎メラトニン

脳内神経伝達物質。以下の栄養素をもとに、おもに脳でつくられる。

・トリプトファン：卵、魚卵、カツオ節、カツオ、納豆、豆腐、レバー、バナナなどに含まれる

・葉酸：枝豆、納豆、のり、レバー、ほうれん草、ブロッコリーなどに含まれる
・ナイアシン：カツオ、豚レバー、ピーナッツなどに含まれる
・鉄：レバー、牛肉、カツオ、マグロ、アサリ、卵、ほうれん草などに含まれる
・ビタミンB6：マグロ、レバー、サンマなどに含まれる
・マグネシウム：魚、大豆製品、ナッツ類、にがりなどに含まれる

◎GABA、グルタミン

脳内神経伝達物質として働くアミノ酸。以下の栄養素をもとに、おもに脳でつくられる。
・たんぱく質：肉、魚、卵、大豆製品などに含まれる
・ナイアシン：カツオ、豚レバー、ピーナッツなどに含まれる
・ビタミンB6：マグロ、レバー、サンマなどに含まれる

◎グリシン

体内でもつくることができる非必須アミノ酸。睡眠をサポートする働きがある。
エビ、ホタテ、カニ、イカ、ゼラチン、鶏肉、大豆製品、うなぎなどの食材に多く含ま

れる。

◎マグネシウム

脳内神経伝達物質の合成に関わるミネラルの1つ。

魚、大豆製品、ナッツ類、にがりなどなどの食材に多く含まれる。

「こんなにたくさんの食材を毎日とるのは難しそう」と思う人もいるかもしれません。そんな人は、以下の8つのコツを試してみましょう。

①肉、魚、卵、大豆製品のどれかを毎食とる

まずは肉、魚、卵、大豆製品のどれかを毎食とることからはじめてみましょう。

いつもの食事を思い返したとき、これらの食材をほとんどとっていない人も多いのではないでしょうか。ファストフードやラーメン、コンビニ弁当、パンなどを食べる頻度が多ければ、その分、チャンスは減ります。

朝食は納豆ごはんにする、ランチはゆで卵を1つプラスするといった要領で、毎食1品、肉、魚、卵、大豆製品をプラスすることからはじめましょう。

②シーフードミックスを常備する

エビ、イカ、アサリ、ホタテなど、グリシンの多い食材が丸ごと入っているのがシーフードミックスです。しかも冷凍で長期保存が可能。常備して意識的に取り入れましょう。

そのままバターしょうゆで炒めれば簡単なサイドメニューに、冷凍ブロッコリーをプラスすればメインメニューに昇格します。レトルトカレーをレンチンするときにプラスすれば具だくさんカレーに、カット野菜、豚こま肉と一緒に炒めて水少々と鶏ガラだしを入れて煮込み、片栗粉でとろみをつければ八宝菜に変身します。

炊飯時にみじん切り野菜（あれば）、コンソメとともに炊き、バターを落とせばピラフになります。ピンポン玉サイズで握っておにぎりにしておけば、小腹を満たすのにぴったりです。食欲のない日は豆乳と一緒にひと煮立ちさせればリゾットの完成です。

③ドリンクにはにがりをプラス

海水から塩を精製する際にできるにがりには、マグネシウムが豊富に含まれています。

普段飲んでいる水分にこまめに加えることで、手軽に補給ができます。

量は、コップ1杯に対し数滴ほどです。おいしいと感じる量をちょっとずつ、日々コツコツと続けてください。ご飯を炊くときに入れたり、みそ汁にプラスするのもいいでしょう。

④みそ汁にカツオ粉をプラス

カツオはトリプトファンやナイアシン、ビタミンB_6、鉄などを含む栄養豊富な食材です。一方でみそ汁を毎日つくっている人でも、カツオ節からだしをとるのはハードルが高いかもしれません。

それならカツオ粉を活用しましょう。お好み焼きにかける粉としておなじみですが、普段の食卓でも活用したい食材です。いつも通りにつくったみそ汁に大さじ1／2〜1のカツオ粉をプラスします。

だしでカツオ節を使う場合、引き上げてしまうため栄養の一部しかとれませんが、粉で丸ごと食べることで、栄養を余すことなくとることができます。

⑤ごはんに雑穀をプラスして炊く

雑穀とは、お米など主食として食べられていない穀物の総称です。ヒエやアワ、キビ、キヌア、そばの実、タカキビなどさまざまな種類があり、ごはんにプラスして炊き込むことで、ビタミンB群やマグネシウムなど多彩な栄養を摂取できます。食物繊維も多く、腸内環境をよくするメリットもあります。

ごはんは頻繁に食べるものなので、ひと工夫することで、毎日簡単に睡眠にいい栄養を摂取できます。

⑥レバーを食卓に取り入れよう

レバーは鉄だけでなく、トリプトファン、葉酸、ナイアシン、ビタミンB群と多彩な栄養素を含むため、眠りの質を上げるためにはマストでとりたい食材です。一方で下処理や調理が面倒でもあります。

そこで、スーパーなどで販売されている焼き鳥のレバー串を活用しましょう。そのまま食べるのが苦手な方は串から外して刻み、カレーやミートソースなど味の濃いものと一緒にとると食べやすくなります。

このほか、レバニラ、レバーパテなど、外食時にレバーを使ったメニューがあれば、ぜひ注文しましょう。

⑦夕食は和食をチョイス

のり、わかめ、納豆など、眠りに関係する食材は、総じて和食に使われているものが多いのが特徴です。そのためメニューで和食を選ぶようにすると、眠りによい食材をとるチャンスが増えます。

特に夕飯は和食をチョイスするのが正解です。サバの塩焼きに納豆、みそ汁、切り干し大根の煮物、雑穀ご飯と、栄養を意識しなくても自然に眠りをサポートする食材が集まってきます。外食をするならラーメン店よりも定食屋さんがベストです。

⑧ホットドリンクにはゼラチンをプラス

ゼラチンの成分はコラーゲンであり、グリシンが豊富に含まれています。無味無臭なので、違和感なくグリシンをプラスできます。白湯《さゆ》やお茶、コーヒー、ココア、紅茶などホットドリンクに入れてみましょう。温めた豆乳やみそ汁、スープに入れるのもおすすめです。

卵を控えないほうがいい理由

「朝ダル」防止食材として、ぜひ取り入れてほしいのが卵です。「コレステロールのとりすぎが心配」と控える向きもあるようですが、私は「しっかり食べましょう」とお伝えしています。

前にも述べたように、コレステロールとは脂質の一種であり、体にとってなくてはならないものです。細胞膜や性ホルモン、コルチゾール、ビタミンD、さらには油を消化するための乳化剤となる胆汁酸も、コレステロールが材料ですので、不足すると女性ホルモンの合成がうまくいかなくなり、ストレスに弱くなったりします。

また、油の消化がしにくくなったり、油で溶けるビタミンがうまく吸収できなくなることがあります。例えば、脂に溶けるビタミンAは目の健康に関わっており、不足するとドライアイなど不調があらわれます。

大切な存在だからこそ、コレステロールは体内でもつくられており、食事から多く入ってきたとしても体内の合成量を減らして調整しています。そのため、極端に大量の卵を食べるケースは別として、食事からとる量の大小はあまり影響がない、というのが私の見解です。

ただし腸が弱い場合には、卵に限らず同じ食材を頻繁に摂取することが、アレルギーの原因になるため、週2日は同じ食材を食べない日をつくることをおすすめしています。卵だけでなく、豆腐や納豆などの大豆製品も同様です。このような冷蔵庫に入っていることが多い食材は毎日立て続けにとらず、お休みする日をつくってください。

さらに、摂取したコレステロールが、ダイレクトに血液中のコレステロール濃度に影響するタイプの人もいます（「レスポンダー」と呼ばれます）。その場合には、卵を含めたコレステロールの摂取量を調整する必要があるため、卵であれば週5個程度に抑えるように指導することもあります。

「朝ダル」を防ぐ間食

ここまで読まれた方は、「3食の食事以外は食べないほうがいいの？」と思われるかもしれませんが、それは違います。

血糖値スパイクを起こさず「一定」にする際には、**血糖値を上げない工夫をすると同時に、下げない工夫も大切になってきます。**

ちょこちょこ食べることはネガティブなイメージがありますが、決して悪いことではありません。おやつの時間に間食をとるのを習慣づけると、甘いものへの欲求が減るうえ、パフォーマンスを下げることなく活動できます。

特に夕方は、1日のうちで血糖値が最も下がりやすい時間帯でもあります。食が細い人は一度にたくさんの量をとるのが難しいため、この時間にダルさや疲れを訴えるケースは多くあります。

ただし、ここでも何を食べるかが重要です。食べるべきは「おやつ」ではなく「間食」。夕食に支障をきたさない程度のボリュームで、ゆで卵やサラダチキンなど、たんぱく質や脂質を含むものをとるようにしましょう。

スーパーやコンビニのおつまみコーナーは、たんぱく質が多いスルメや、脂質が多いナッツなどが多くあるので、こうしたものも取り入れてみてください。

【おすすめ食材の例】

・ゆで卵、温泉卵、茶碗蒸しなど
・ナッツ
・サラダチキン
・ツナ缶やサバ缶などの缶詰
・ちくわ
・枝豆や納豆、豆乳、豆腐そうめん、豆腐バーなど大豆製品
・スルメ、ビーフジャーキー、アーモンド小魚、焼きイカなどのおつまみ

おやつを食べるなら豆乳と一緒にとる

「おやつをやめるのはつらい」

それなら豆乳とセットで食べましょう。

たんぱく質の多い豆乳を先にしっかり飲むことで、血糖値スパイクを防ぐことができます。コンビニスイーツ、あるいは職場で配られるお菓子など、食べるときは必ず豆乳とセ

ットにすることを習慣づけましょう。すでにご紹介したように、ホット豆乳にしてゼラチンをプラスするのもいいですね。

豆乳の種類にもいろいろなものがあります。バニラやチョコレート、果物などのフレーバー付きのものなど多彩ですが、おやつと一緒にとるなら甘くないものを選ぶのが鉄則です。また、豆乳を飲んでいるからといって、おやつの食べすぎは禁物です。量も意識するのを忘れずに。

血糖値の急上昇を防ぐ奥の手

「ベジファースト」という言葉はだいぶ浸透してきました。野菜に含まれる食物繊維には、血糖値スパイクを防ぐ働きがあります。そこで、ごはんやパンなど糖質の多いものを食べる前に、野菜を食べることで血糖値の急上昇を防ぐというのが、ベジファーストの狙いです。

ここにたんぱく質、脂質も加えましょう。

理由は図表18のグラフを見れば一目瞭然です。ゆで卵、ナッツといった糖が少ないもの

《図表18》食材によって変わる血糖曲線

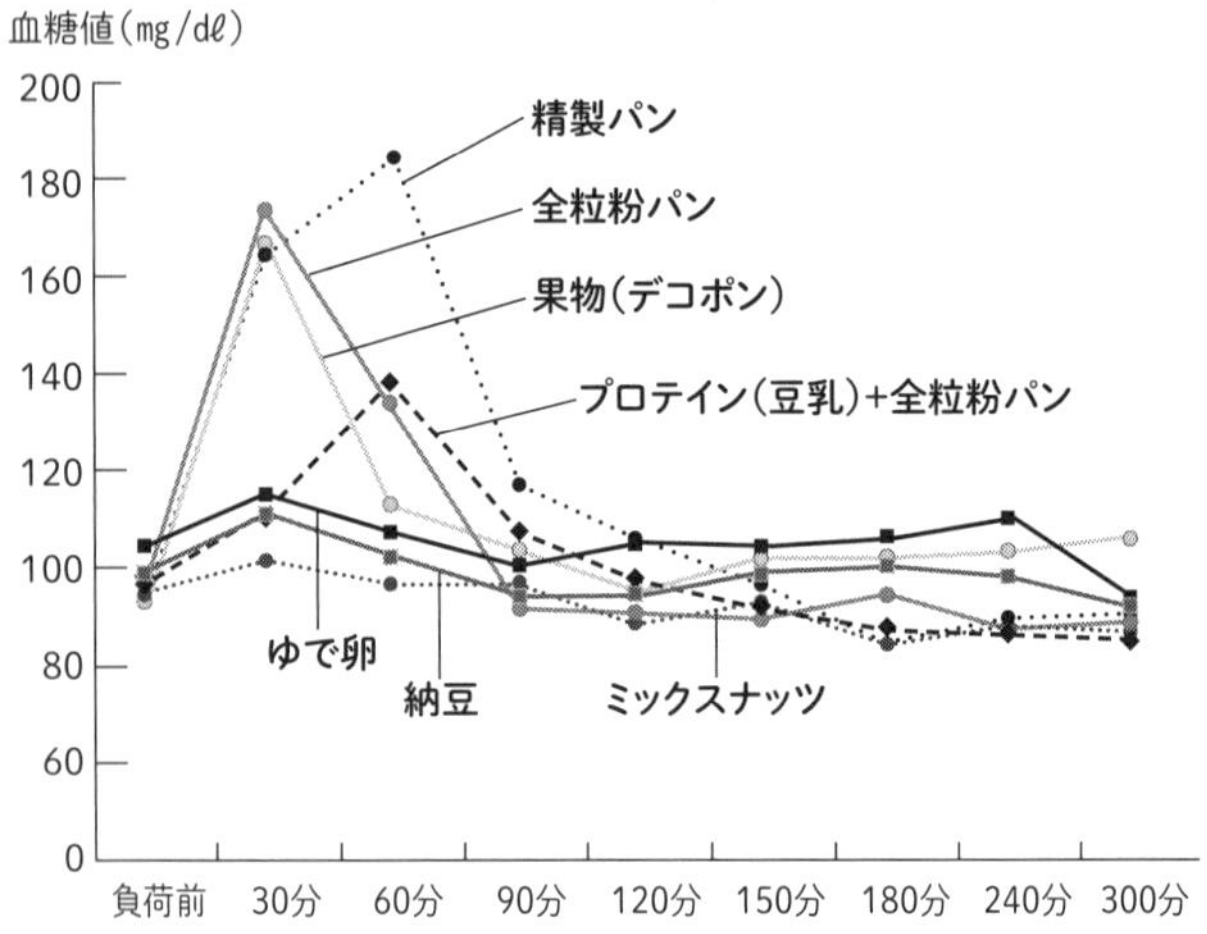

を食べているときに血糖値スパイクが起こっておらず、パンや果物では見事に血糖値が急上昇しています。

そしてパンの場合、単独で食べているパターンに比べ、プロテインをセットで飲むパターンは血糖値スパイクがゆるやかになっています。

ちょっとした工夫で簡単にできるテクニックなので、覚えておいて損はありません。

【おすすめの食べ方の例】

・コンビニおにぎりを買うなら、こんぶよりも具だくさんのシャケにする

・こんぶおにぎりを買うなら、具だくさんのカップみそ汁をプラスする

・パンを買うなら、菓子パンではなく、たんぱく質が具材のサンドイッチにする
・菓子パンを食べるなら、サラダチキンをプラスする
・ランチはラーメン屋ではなく、定食屋さんを選ぶ
・ラーメン屋でセットメニューを選ぶなら、ラーメンセットではなく、主菜が入ったセットにする
・ファストフードをとるなら、付け合わせはポテトではなくナゲットを選ぶ

「糖質のみ」とるなら20g以下にする

こうした工夫ができず、糖質を単体でとることもあるでしょう。そんなときは**低糖質**を意識してください。

最近ではパッケージの裏に食品成分表が記載されています。「糖質」「炭水化物」を毎回チェックし、20g以下のものを選びましょう。多い場合は半分に分けてとるなど、量で調整してください。

【おすすめ食材の例】
・低糖質チョコレート
・むき栗
・干しいも
・ミニサイズのようかん（冷凍してもおいしい）
・メープルシロップなどでコーティングされたナッツ
・スイーツタイプの豆腐バー
など

ちなみにドライフルーツはおすすめしていません。乾燥させることで糖が凝縮され、糖質量が多くなってしまうからです。焼きいもも同様です。ヘルシーなイメージも相まって、食べすぎてしまう人が少なくありません。

プロテインバーを活用する人も多く見かけますが、裏の表示を見ると、糖質の量が多いものもたくさんありますので注意が必要です。

スナック菓子を食べたいときは、小袋を選ぶこともポイントです。少しずつ食べようと思っても、気づいたら1袋食べていた、という経験は、誰でも一度はあるのではないでしょうか。最近では少量パックも数多く販売されています。

「人工甘味料だから安心」とは限らない

人工甘味料を使った低糖質スイーツも、ずいぶん見かけるようになりました。味も、普通のスイーツと比べて遜色ないものばかり、価格もリーズナブルとあって、ここぞとばかりに買い込んでいる女性も少なくありません。

しかし、低糖質でも安価でおいしいということは、裏を返せば、それだけさまざまな添加物を使って、糖質が入ったものと同じ味をつくり出していると考えることもできます。

添加物は現代の食料事情を支えるのに不可欠なものではありますが、とりすぎることで腸内環境を乱したり、体内のミネラルを減らしたりとデメリットも多くあるため、注意が必要です。低糖質スイーツを買うときは、必ず裏面の原材料をチェックしましょう。

なかには、質の高い低糖質アイテムもあります。コストは少々高めですが、おいしさも申し分ありません。こういったアイテムを上手に取り入れたいものです。

また、私は人工甘味料ではなく、あえて砂糖をとるほうがいい場合もあると考えています。

1章で、糖を欲するときはストレスがかかっている状態であり、心を落ち着かせる脳内神経伝達物質セロトニンを脳が欲していると述べました。このとき、「太るから」「体によくないから」と糖質オフのチョコレートやゼロカロリーのドリンクを飲んだ場合はどうなるのでしょうか。

糖質が入ってこないということは、インスリンも分泌されません。そのため、セロトニンがスムーズにつくられず、舌は満足しても脳は満足しないので、もっと、もっとと食べすぎてしまうのです。

それなら、砂糖を使ったものを選んだほうが少量ですみ、心も満たされやすくなるでしょう。ただし、ほどほどにしておくことが肝心です。

空腹時の糖の一気食いはNG

絶対やってはいけないことについても、いくつかお伝えしておきましょう。

それは、空腹時に「糖質だけ」を食べるという行動です。

図表18のグラフで、パンを食べたときからもわかるように、一気に血糖値が上がってしまいます。また、ヘルシーといわれる果物でも、血糖値はここまで急上昇してしまうのです。

お腹がすいたときにはナッツやゆで卵よりも、ラーメンやおにぎり、パスタ、菓子パンなどが食べたくなるという人は多いでしょう。それもそのはず。これらに多い糖質は、脂質やたんぱく質に比べて消化・吸収が早く、血糖値をすぐに上げてくれるからです。空腹時とは、言い換えれば血糖値が下がった状態です。すばやく上げるために糖を欲するのは、体の仕組みからいえば当然でしょう。

しかし、「過ぎたるは及ばざるがごとし」という言葉があるように、**糖の量はある地点を超えると〝毒〟にもなります。**血糖値スパイクを起こし、「朝ダル」の原因になることはここまでお伝えしてきた通りです。

量のコントロールができればまだよいのですが、お腹がペコペコのときに「血糖値が上がりすぎるから」と抑えることができる人はほとんどいないでしょう。大抵の場合、一気に頬張り、気づいたときはすでに食べすぎていることになります。

朝食は何も食べず、お昼にラーメン屋に駆け込み、ラーメン&チャーハンセットを一気に流し込むというのは、ワースト1ともいえる行為です。今日を境にやめましょう。

空腹時にはホルモンによって血糖値を一定の値にキープしていますが、ここにラーメンやチャーハンが一気に押し寄せることで、血糖値は爆上がりします。そのあと、会議中に爆睡する、強烈なダルさに襲われる——これらはまさしく低血糖の症状です。それは当然、夜の睡眠にも影響します。

野菜ジュース、果物ジュースの落とし穴

空腹時の糖質の一気食いに準ずるものとして、注意しておきたいものが飲み物です。というのも、**飲み物は食べ物に比べてすばやく体内に入るため、その分、血糖値も跳ね上がるからです。**

「コーラは飲まないけれど、果汁100%のオレンジジュースを飲んでいる」「朝の健康習慣は野菜ジュース」という人がいます。天然のものだから、いろいろな栄養がとれるからなど、体によさそうな理由が思い浮かびますが、分子レベルで考えれば、コーラもオレ

ンジジュースも糖質が含まれていることに変わりはありません。

不足しやすいビタミンやミネラルをとることができるという意味では、ジュースにもメリットが多々あります。しかし血糖値スパイクを起こしやすく、デメリットが優ってしまうケースがよくあります。

甘酒も同様の理由からおすすめしません。発酵食品で体にもいいのですが、取り入れるのなら飲むのではなく料理に使いましょう。肉や魚を漬け込むと軟らかくなり、食べやすくなります。

乳酸菌飲料で睡眠の質はよくなるのか

ここ最近、話題となったのが、睡眠改善を打ち出している乳酸菌飲料です。

「睡眠の質を上げる」を旗印に登場し、SNSで有名人が効果を謳ったことにより売り切れ続出。大ブームになったことも記憶に新しいでしょう。患者さんでも「飲んでいます」という人がたくさんいました。

腸内環境をよくすること自体は眠りの質の向上につながるため、腸にいいものを取り入れることには賛成です。

一方で、**乳酸菌飲料は甘いのがネック**です。糖質を単体で一気に流し込むと、血糖値スパイクを起こす可能性があります。それが寝る前なら、夜間低血糖を引き起こしてしまいます。さらにこれらの飲み物には、先に述べた果糖ブドウ糖液糖などと記載されている異性化糖が使われていることが多くあります。食品の表示は水以外で多く含まれているものから記載されるので、異性化糖が上位に記載されている場合、乳酸菌を飲むというより、糖化を促進する異性化糖を摂取していると考えたほうがいいでしょう。

では、ノンシュガーならいいかというとそうではなく、乳製品であることも気になるポイントです。前章で腸粘膜の網目が粗くなるリーキーガット症候群の話をしましたが、**腸の粘膜細胞を荒らす原因物質の１つが、乳製品に含まれている「カゼイン」というたんぱく質**なのです。カゼインはヨーグルトのほか、牛乳、チーズ、生クリーム、さらにはアイスクリームなどに含まれているため、こうした食材はなるべく避けましょう。

腸内環境を整えることが大切なら、乳酸菌飲料を飲むこと以外にも方法はたくさんあります。

例えば野菜やキノコ類、海藻類に含まれる食物繊維、タマネギなどに多いオリゴ糖を日常の食卓に積極的に取り入れる、納豆や漬物といった発酵食品をとるのも有効です。

先にお伝えした「豆乳ヨーグルト＋MCTオイル」で使っている豆乳ヨーグルトも、発酵食品です。寝る前にとるなら、断然こちらに軍配が上がります。

より効果を実感したいなら、乳製品、小麦製品は避ける

なぜ、先ほど普通のヨーグルトではなく豆乳ヨーグルトを使うことを提案したかというと、その理由もカゼインが含まれているからです。

また、カゼインだけでなく、パンやパスタ、ラーメンなど小麦製品に含まれる**「グルテン」**も、同様に腸の粘膜を荒らしやすいのです。

カゼイン、グルテンは腸で分解されにくいケースが多く、炎症を招きやすくなります。炎症は細胞レベルで起こっているため、内視鏡検査で見つけることはできませんが、便秘や下痢に悩まされている人、お腹が張りやすい人、ガスがたまりやすい人は、食事で乳製品、小麦製品をよく食べていないか振り返ってみてください。

患者さんにも、下痢に悩んでいるという一方で、朝は必ずヨーグルトを食べている、朝

はパン食が習慣になっているという人は少なくありません。

このような食習慣がある人に、「いったん食べるのをやめてみましょう」と提案すると、難色を示したり嫌がることはよくあります。その理由は、グルテンやカゼインが、こうした依存状態をつくり出してしまうからです。

ヨーグルトといえば、一般的には体によいもの、お通じをよくするものというイメージが根強くあります。しかし、患者さんを見ていると必ずしもそうではありません。「お通じが出ないときは牛乳を飲むとよく出る」という場合も、カゼインが腸の粘膜を傷つけている場合があります。これらの理由から、私はパンやヨーグルトを日常的にとるのを推奨していません。

炎症があると睡眠の質が悪くなるというのは、ここまでお伝えした通りです。乳製品、小麦製品を控えることで、よりしっかり「朝ダル」を防ぐことができます。

こうしたものをすっぱりやめることが大変な場合は、代替品を使うのも1つの方法です。以下のものをぜひ試してみてください。

【おすすめ食材の例】

・パン↓米粉パン（グルテンが入っていないもの、米粉100％のもの）など
・麺類↓十割そば、豆腐そうめん、糖質ゼロ麺、ビーフンなど
※グルテンフリー製品も活用（自然食品店、ネット通販で手に入りやすい）
・牛乳↓豆乳、アーモンドミルクなど
※オーツミルクはNG
・ヨーグルト↓豆乳ヨーグルト、アーモンドヨーグルト、ココナッツヨーグルト
・チーズ↓ヴィーガンチーズなど

糖質を悪者にするかしないかは「とり方」次第

ここまで読まれた人は、「糖質は悪者なのか」「ゼロにしなければいけないのか」と思われるかもしれません。

そうではないのです。私がお伝えしたいのは、**糖質を「制限」するのではなく、「コントロール」すること**です。

糖質そのものがよくないのではなく、糖質のとりすぎがよくないのです。前章で「糖は

筋肉や乳酸からつくり出すことができる」とお伝えしましたが、裏を返せば、体にとってそれだけ糖は必要であるということを示しているといえるでしょう。

糖質をとる量を減らしたときに体調がよくなる人がいる一方で、悪くなる人も存在します。前章で紹介した、ランチを抜いたときに体調が悪くなる人が、ここに当てはまります。

このような人は脂質を取り入れること、エネルギーにすることが苦手なタイプであるため、ある程度、糖質をとっていく必要があります。そのためには、1回の食事で血糖値スパイクを起こすレベルまでとりすぎないこと、つまり、血糖コントロールが欠かせません。

ただ、今の時代、血糖コントロールをするのには強い意志が必要なのかもしれません。世の中を見渡すと、私たちのまわりは糖質だらけです。スーパーやコンビニでは、糖質たっぷりのお菓子やスナック菓子、清涼飲料水などが売られています。ちょっとカフェに立ち寄れば、パスタやパン、スイーツなど糖の多いメニューのオンパレードです。一度でも糖質制限ダイエットをしたことがある人なら、「食べるものがない！」と思ったことがあるのではないでしょうか。

実際、患者さんの血液検査データを見ても、糖質のとりすぎ、たんぱく質不足の人があまりにも多いことに驚きます。しかし、そうした食生活の先にあるのが、肥満や糖尿病、骨粗鬆症や認知症なのです。

ある意味では、「朝ダル」は糖質過多の食生活に警鐘を鳴らしてくれているのかもしれません。今、その体の声に耳を傾ければ、朝から元気に活動していくことはもちろん、将来起こり得る病気を確実に遠ざけることができるでしょう。

甘いものが我慢できないのは栄養不足のサイン!?

栄養を専門とする私がお伝えしたいのは、甘いものへの欲求は、体に十分な栄養が満たされることで落ち着いてくることが多いということです。

食事の代わりに菓子パン、シュークリームなど甘いものをたくさん食べてきた患者さんが治療をスタートし、次第に1日3食、きちんとした食事をとれるようになると、甘いものと自然に距離ができていきます。甘いものをほしがること自体が、栄養不足の典型的な症状の1つであるともいえるでしょう。

糖のコントロール＝「我慢」「つらい」と感じてしまう人は、**甘いものを減らすというよりも、「しっかりおかずを食べる」**と考えてみてはいかがでしょうか。ポイントはカロリーを意識しすぎないことです。たんぱく質をはじめとする栄養が満たされれば、自然に甘いものに頼らなくてもすむようになっていくでしょう。

食直後の運動で糖の消費を促す

「せっかくおいしいイタリアンに来たんだから、ピザもパスタもがっつり食べたい！」

もちろん、そんなときもあっていいのです。

食事は私たち人間の体をつくる材料であると同時に、楽しみでもあります。たくさん糖質をとったあとは血糖値スパイクにさらされるしかないのかといえば、そうではありません。挽回するための方法があります。それが**「運動」**です。

血糖値が上がるとインスリンが分泌され、血糖値を下げるように働くことはこれまでお伝えしてきた通りですが、このとき関わっているのがGULT《グルート》4です。

GULTとは、正しくは「グルコーストランスポーター（糖輸送体）」といいます。血液中にある糖を細胞に届ける、いわば運び屋です。1から14まで種類があり、さまざまな臓器に存在しています。

GLUTが細胞膜の表面に飛び出して血液中の糖をキャッチし、細胞に取り込んでいくと、その分、血液中の量が減り、血糖値が下がります。

GULT4は筋肉や心臓の筋肉、脂肪細胞を担当しています。通常、インスリンが分泌されると、GULT4が細胞の表面にぞろぞろと移動しはじめ、血液中の糖を取り込み、筋肉に貯蔵します。その量はなんと血液中の糖の7割というから驚きです。

実は、インスリンがなくてもGULT4を細胞膜に移動させる方法があります。それが運動なのです。つまり、糖をたくさんとったとしても、体を動かし、すぐにエネルギーとして使ってしまえば、インスリンが出てくる前に血糖値を下げることができ、スパイクを起こさずにすみます。

ポイントは、**食べた直後、遅くとも30分以内に動くこと**です。時間が経つと血糖値が上がりインスリンが分泌されてしまうため、〝食後すぐ〟を心がけましょう。例えば会食をしてみんなとお別れをしたあとは、1駅多く歩いて糖を消費させるといった具合です。

骨格筋をしっかり動かすことも、忘れてはならないポイントです。歩くときはできるだけ手を大きく振り、大股で速歩きをするのがコツです。歩く時間は15～20分ぐらいが目安です。もし自宅なら、その場でできるだけももを高く上げ、足踏みをするのもいいですね。

どうせ体を動かすならと食器を洗ったり、洗濯物を畳んだりするのも悪くはありませんが、動かしているのは手先だけになってしまうため、ＧＵＬＴ４が活躍しづらくなります。掃除機をかける、床の拭き掃除をする、お風呂掃除をする、夕食の買い物に出かけるなど、全身を動かすことを意識しましょう。

スポーツクラブに通っている人は、甘いものを食べるなら運動の前にしましょう。筋肉の合成を高める効果もあり一石二鳥です。

このとき、筋肉の材料でもあるたんぱく質を一緒にとることで筋肉が大きくなり、疲れにくい体を手に入れることができます。

ダイエットに関心の高い人なら、ＢＣＡＡというサプリメントをご存じかもしれません。このなかに含まれるロイシンという物質は、運動をしなくてもＧＵＬＴ４を活性化させてくれます。セットでとると血糖値のコントロールがさらによくなります。

血糖値の安定に欠かせない筋肉

体内で余った糖は筋肉に貯蔵されると述べました。つまり、筋肉を増やすことは糖の貯蔵庫を拡張することにつながるということです。そうして糖をしっかりため込んでおけるようにしておけば、睡眠時に血糖値が下がっても安眠をキープしやすくなります。

エスカレーターやエレベーターを使わず階段を使う、電車移動の場合は1駅手前で降りて歩く、朝の散歩の習慣をつける、動画でエクササイズを視聴しながら動くなど、手軽にできることはたくさんあります。

思い切ってスポーツクラブに入会するのもいいでしょう。ただ、気をつけたいのが、夜の激しい運動です。ボクササイズなど激しい運動を夜に行うと交感神経が優位になってしまい、その後の眠りに影響を及ぼしかねません。夜の場合はウォーキングやヨガ、ストレッチなどを選ぶと、逆に副交感神経が優位になり、良眠を引き出してくれます。

運動習慣は、ほかにも高血圧や高脂血症、動脈硬化の予防、免疫機能の向上、冷え防止、疲れ予防、フレイル予防、ダイエット、ストレス発散といいことづくめです。

大事な予定がある前日は禁酒する

前にも述べたように、**お酒に強い・弱いに関係なく、アルコールは「朝ダル」の原因に**

なります。

繰り返しになりますが、肝臓は血糖値スパイクとその後の夜間低血糖を防ぐ主役です。それなのにアルコールの影響で肝臓の仕事量を増やし、エネルギーの必要量を増やしてしまうと、エネルギー不足につながります。

また、アルコール分解を優先させることにより、「筋肉から糖をつくり出す」という働きがストップしてしまうことも、エネルギー不足に拍車をかけてしまいます。

さらに、アルコールが腸の粘膜を刺激して炎症を起こしてしまうことから、夜間低血糖を加速させます。

オーソモレキュラー栄養療法的に考えると、それ以外の栄養の消耗も気になります。例えば、アルコールを分解する際にはナイアシンや亜鉛、ビタミンCなど数々の栄養素が使われてしまいます。

とはいえ、お酒がやめられない人も少なくありません。適量のお酒は緊張状態をゆるめ、リラックスさせてくれるのも関係しているのでしょう。食欲を促してくれたり、血行をよくしたり、さらには人間関係をさらに深めてくれるなど、メリットもあります。

そこで、プレゼンや大きな商談など、大切な予定の前日にはお酒を控えてみることからはじめてみるのはいかがでしょうか。日々お酒を飲んでいると、翌日に疲れがあったとしても、「この状態が普通」とダルさを感じずに過ごしがちですが、一度お酒を抜いてみると、翌日には「こんなに体が違うのか」とその違いに驚くでしょう。お酒を飲まない日の翌朝の体の軽さを知ると、飲んだときの悪影響により敏感になり、お酒に手が伸びにくくなるでしょう。

あるいは、飲むなら休前日にとどめるというルールを設けるのも効果的です。休日なら翌日に多少疲れが残っていても休むことができるからです。そうすれば、平日は疲れを完全にリセットした状態で目覚めることができるでしょう。

午後のコーヒーは眠りに与える影響大

甘いものを食べる人に多いのが、コーヒー好きなことです。毎朝、豆から挽《ひ》いているといったこだわり派も多く、1日6杯、7杯と大量に飲む人もいらっしゃいます。

コーヒーは飲まない代わりに、日本茶を何杯も飲んでいるケースも散見されます。急須に茶葉をたっぷり入れ、濃いお茶でホッと一息。「体にもいいから」と年配の人に多い印象です。

しかしカフェインのとりすぎは、単なる嗜好《しこう》では片づけられないことがよくあります。カフェインとはコーヒー豆や茶葉に含まれる成分です。眠気覚ましになる、シャキッとして集中力がアップするなどメリットもありますが、血糖値に関していうならデメリットが勝ってしまうことが多くなります。

興奮を抑え、リラックスさせる働きを持つ物質にアデノシンがありますが、カフェインはアデノシンと構造が似ています。アデノシンは全身の細胞にある受容体にくっつくことでリラックス効果をもたらしますが、ここにカフェインが入り込んでしまうのです。するとアデノシンが入ることができません。結果、アデノシンの働きを邪魔してしまい、交感神経を優位にさせてしまいます。交感神経が刺激されるとアドレナリンやコルチゾールなどのホルモンが分泌され、血糖値を上げるよう働きます。

そのため「朝食は食べずコーヒーのみ。それでも頭のキレがよく、調子がいい」という人は、ちょっと注意する必要があります。コーヒーに多く含まれるカフェインが交感神経を刺激し、アドレナリンやコルチゾールを分泌して、血糖値を上げるとともに集中力を高めている可能性があるからです。朝から元気といっても、実際のところはカラ元気でしかなく、体に相当の負担をかけているかもしれません。

そういう人にコーヒーをやめるよう提案すると、断固拒否するのも特徴です。このような人はコーヒーがなくては元気でいられないということを本能的に知っているのです。

ただ、その覚醒作用が長く続くことはなく、元気のスイッチが切れるときは必ず訪れます。すると今度は、強いダルさや疲れが一気に襲ってくるのです。そこに「追いコーヒー」を続けていると、やがては副腎が疲労してコルチゾールを分泌できなくなり、起き上がれないほどのダルさを感じることになります。

交感神経が優位になりすぎると睡眠の質に影響を与えるということは、ここまで何度もお伝えしてきた通りです。さらに血糖値スパイクも起こしやすくなり、ダブルの意味で眠りを邪魔します。

そこで、**コーヒーを飲むなら午前中まで、あるいはランチのあとの1杯まで**にとどめておきましょう。最近ではカフェインレスのコーヒーやお茶、穀物コーヒーなど多彩な代替品が販売されているので、そうしたものを活用するのもよいでしょう。

それ以外の飲み物で最もふさわしいのは水です。水分をとりたいなら、いっそ水を飲んでください。

最近増えている高カカオチョコレートも、カフェインが多い食材です。糖質が低いからと食べすぎないようにしてください。午後以降は控えるなど、とる時間帯を工夫することも有効です。

強くお伝えしたいのが、エナジードリンクを常飲するのは絶対にやめてほしいということです。コーヒーの100㎖のカフェイン量が約60㎎なのに対し、エナジードリンクは40～60㎎程度ですが、1本250㎖のものを飲んだら100～150㎎となり、一度にケタ違いの量をとってしまうことになります。それがますます依存の度合いを強めることになります。

仕事が忙しいからと気つけ薬のように取り入れている人もいるかもしれませんが、カフェインを大量にとらなければ遂行できないタスクは、本来はキャパシティーを超えた状態です。仕事量自体を見直す必要があるでしょう。

交感神経を刺激する、寝る前の喫煙

タバコが体に害を及ぼすことは、よく知られています。最近は全体的に喫煙率が下がっているものの、女性の喫煙者は増えているようです。

タバコを吸うのは、リラックスできるからでしょう。一服してからベッドに入る習慣がある人もいると思います。しかし、残念ながら睡眠には逆効果です。

タバコには何千もの化学物質が含まれると考えられており、ニコチンはその代表的存在です。喫煙で肺からニコチンが吸収されると、ほんの数秒で脳に到達し、快感や多幸感をもたらすドーパミンが大量に出されます。これを繰り返すことで、依存がつくられていきます。

このとき、困ったことに交感神経も刺激してしまうのです。タバコを吸うことで寝付くまでに時間がかかり、眠りが浅く、短くなることがわかっており、タバコに含まれるニコチン量が多いほど、睡眠障害を多く認めることが報告されています。

また、タバコは活性酸素を大量に生み出し、細胞にダメージを与えて炎症を引き起こすのも見逃せないところです。炎症が眠りにデメリットを及ぼすことは、前章で説明した通りです。

タバコは依存性が強いこともあり、すぐに禁煙するのは簡単なことではないかもしれません。せめて寝る前の一服をやめるところからはじめてはいかがでしょうか。

青春新書
INTELLIGENCE

こころ涌き立つ「知」の冒険

いまを生きる

"青春新書"は昭和三一年に——若い日に常にあなたの心の友として、その糧となり実になる多様な知恵が、生きる指標として勇気と力になり、すぐに役立つ——をモットーに創刊された。

そして昭和三八年、新しい時代の気運の中で、新書"プレイブックス"にその役目のバトンを渡した。「人生を自由自在に活動《プレイ》する」のキャッチコピーのもと——すべてのうっ積を吹きとばし、自由闊達な活動力を培養し、勇気と自信を生み出す最も楽しいシリーズ——となった。

いまや、私たちはバブル経済崩壊後の混沌とした価値観のただ中にいる。その価値観は常に未曾有の変貌を見せ、社会は少子高齢化し、地球規模の環境問題等は解決の兆しを見せない。私たちはあらゆる不安と懐疑に対峙している。

本シリーズ"青春新書インテリジェンス"はまさに、この時代の欲求によってプレイブックスから分化・刊行された。それは即ち、「心の中に自らの青春の輝きを失わない旺盛な知力、活力への欲求」に他ならない。応えるべきキャッチコピーは「こころ涌き立つ"知"の冒険」である。

予測のつかない時代にあって、一人ひとりの足元を照らし出すシリーズでありたいと願う。青春出版社は本年創業五〇周年を迎えた。これはひとえに長年に亘る多くの読者の熱いご支持の賜物である。社員一同深く感謝し、より一層世の中に希望と勇気の明るい光を放つ書籍を出版すべく、鋭意志すものである。

平成一七年

刊行者　小澤源太郎

著者紹介

溝口　徹〈みぞぐち　とおる〉

1964年神奈川県生まれ。福島県立医科大学卒業。横浜市立大学病院、国立循環器病センターを経て、1996年、痛みや内科系疾患を扱う辻堂クリニックを開設。2003年には日本初の栄養療法専門クリニックである新宿溝口クリニック（現・みぞぐちクリニック）を開設。オーソモレキュラー（分子整合栄養医学）療法に基づくアプローチで、精神疾患のほか多くの疾患の治療にあたるとともに、患者や医師向けの講演会もおこなっている。著書に『２週間で体が変わるグルテンフリー健康法』『【最新版】「うつ」は食べ物が原因だった!』（小社刊）などがある。

「朝《あさ》からダルい」は
糖質《とうしつ》が原因《げんいん》だった！

青春新書
INTELLIGENCE

2025年1月15日　第１刷

著　者　溝《みぞ》口《ぐち》　徹《とおる》

発行者　小澤源太郎

責任編集　株式会社プライム涌光

電話　編集部　03(3203)2850

発行所　東京都新宿区若松町12番１号 〒162-0056　株式会社青春出版社

電話　営業部　03(3207)1916　振替番号　00190-7-98602

印刷・中央精版印刷　製本・ナショナル製本

ISBN978-4-413-04713-5

こころ涌き立つ「知」の冒険!

青春新書
INTELLIGENCE

ファイナンシャル・ウェルビーイング	山崎俊輔	PI・674
これならわかる「カラマーゾフの兄弟」	佐藤 優	PI・675
ウクライナ戦争で激変した地政学リスク 次に来る日本のエネルギー危機	熊谷 徹	PI・676
「老年幸福学」研究が教える 60歳から幸せが続く人の共通点	前野隆司 菅原育子	PI・677
それ全部pHのせい	齋藤勝裕	PI・678
たった2分で確実に筋肉に効く 山本式「レストポーズ」筋トレ法	山本義徳	PI・679
寿司屋のかみさん 新しい味、変わらない味	佐川芳枝	PI・680
ネイティブにスッと伝わる 英語表現の言い換え700	キャサリン・A・クラフト 里中哲彦［編訳］	PI・681
定年前後のお金の選択	森田悦子	PI・682
新装版 日本人のしきたり	飯倉晴武［編著］	PI・683
新装版 たった100単語の英会話	晴山陽一	PI・684
「歴史」と「地政学」で読みとく 日本・中国・台湾の知られざる関係史	内藤博文	PI・685
組織を生き抜く極意	佐藤 優	PI・686
自分を裏切らない生き方の流儀 無器用を武器にしよう	田原総一朗	PI・687
事例と解説でわかる「安心老後」の分かれ道 「ひとり終活」は備えが9割	岡 信太郎	PI・688
生成AI時代 あなたの価値が上がる仕事	田中道昭	PI・689
【最新版】やってはいけない「実家」の相続	税理士法人レガシィ 天野 隆 天野大輔	PI・690
老後に楽しみをとっておくバカ	和田秀樹	PI・691
歴史の真相が見えてくる 旅する日本史	河合 敦	PI・692
やってはいけない「ひとりマンション」の買い方	風呂内亜矢	PI・693
既読スルー、被害者ポジション、罪悪感で支配 「ずるい攻撃」をする人たち	大鶴和江	PI・694
リーダーシップは「見えないところ」が9割	吉田幸弘	PI・695
日本経済 本当はどうなってる?	生島ヒロシ 岩本さゆみ	PI・696
60歳からの新・投資術 「年金+3万円〜10万円」で人生が豊かになる	頼藤太希	PI・697